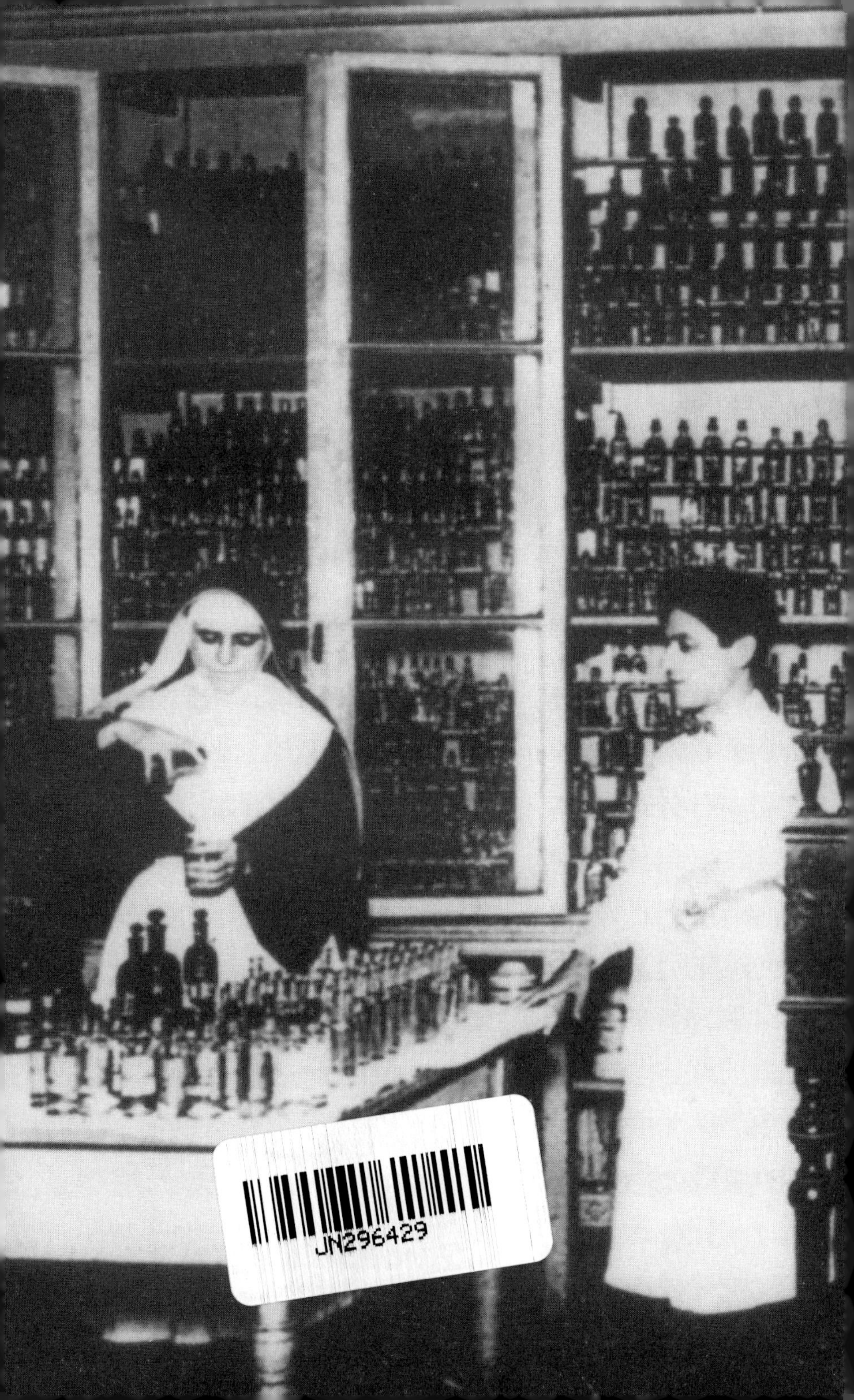

監修者——佐藤次高／木村靖二／岸本美緒

［カバー表写真］
テオドール・ビルロートの手術実演授業
（1890年、ウィーン大学）

［カバー裏写真］
ホメオパシー薬剤のカタログ
（1889年、ドイツ）

［扉写真］
ホメオパシー病院の薬局
（20世紀中頃、ブラジル）

世界史リブレット 82

近代医学の光と影

Hattori Osamu
服部　伸

目次

近代医学とオルタナティブ医療

日本で通常おこなわれている医療は、西洋医学とか近代医学と呼ばれているものである。これは、主として明治以降に、ドイツを中心に西洋社会から学んだものであった。それ以前の伝統的な日本医学は、中国や朝鮮半島の医学を日本で独自に発展させたものであったが、明治以降、このような伝統的な医学は政府の政策によって医療の中心から排除された。

ヨーロッパで生まれた近代医学は、ルネサンス期の解剖学研究に端を発し、その後、自然科学との結合により、十九世紀後半に急速に発展してきたものである。その発展期は、まさしく日本が開国し、西洋の文物を取り入れはじめた時期にあたる。

十九世紀のドイツ

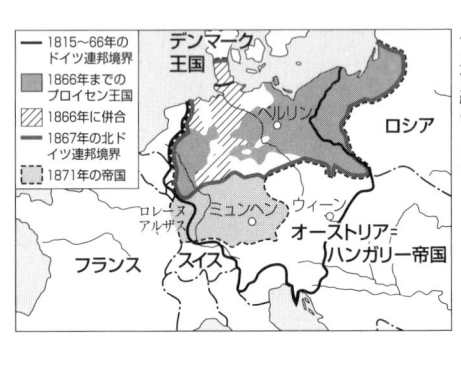

近代医学の急激な発展の主要舞台はドイツであった。ヨーロッパ中央部に位置するドイツは、十九世紀前半まではヨーロッパのなかでも後進的な地域であり、近代工業の成長が遅れ、小国に分裂した状態が続いていた。医学研究でも先進国のイタリア、オランダ、フランスなどの後塵を拝していた。しかし、十九世紀後半から二十世紀初頭にかけて、プロイセンを中心に新興工業国家として躍進し、ドイツ帝国として統一国家を形成し、やがて、英仏を凌ぐ工業国に成長していく。これとほぼ同時期に、ドイツは医学研究においても世界の指導的な地位へと登りつめていった。

それとともに、ドイツでは新しい医学研究の成果を社会に還元するための社会システムが整備されていった。まず、十九世紀いっぱいかけて、大学における医学教育は、従来の思弁的な教育を脱し、科学主義に立脚するとともに、臨床を重視し、実践的な医師を育てるようになっていった。また、疾病保険制度を世界に先駆けて整備し、医師によるケアを、一部の富裕層の独占から国民一般へと拡大していった。こうして、これまで治療不可能と考えられていた疾病の一部が、実際に克服され、あるいは、恐れられていた伝染病の予防が可能になった。近代医学は多くの人びとに救いの手をさしのべたといえる。

しかし、近代医学の浸透は、人びとを幸福にしてきたのだろうか。近代医学は国家による強制力をともないながら人びとのなかに浸透した。学校や兵舎などの集団生活のなかでは衛生学にのっとった規律が求められたし、種痘接種は国民に義務化され、接種拒否は公権力によって罰せられた。また、医療への期待とは裏腹に、なお癒されぬ人びとが多数存在した。あるいは、治療のさいの副作用、医療過誤、医師の倫理観欠如など、医療や医師にたいする不信感を増幅させる要因もめだつようになってきた。

本書では、近代医学発展の一中心国であったドイツにおいて、近代医学の担い手であり、社会的エリートでもある医師が、社会のなかでどのような位置にあったのかを明らかにしたうえで、近代医学に不信感をもち、オルタナティブ医療を選び取っていった人びとの活動をみていく。オルタナティブ医療とは、科学的、分析的な近代医学の限界を指摘し、ときには霊の力を援用しながら、患者の心身全体の調和を取り戻そうとする医療で、中国医学や漢方、インドのアーユルヴェーダなどもこれに含まれる。

二十世紀初頭に、医学だけでなくさまざまな自然科学分野で優れた研究が発表され、多くのノーベル賞受賞者を輩出した科学の先進国ドイツで、オルタナティブ医療を信奉する人びとがいたことを不思議に思う読者も多いかもしれない。しかし、ドイツでは十八世紀後半からさまざまな治療法が考案されており、近代医学が急成長した十九世紀後半以降、これらの治療法は大衆的な人気を獲得し、患者たちが中心になった大衆組織が活発に活動していた。近代医学を推進する側と、これを否定する側の両面を見ることによって、多様な価値観が併存するヨーロッパの社会に光をあてる。

①—近代医学の発展

十八世紀末までの医学

ヨーロッパの伝統的な医学は、ギリシアのヒポクラテス▲、ローマのガレノス▲らの医学と、アラビア医学を基礎に体系づけられた。古代アレクサンドリアなどでは人体解剖がおこなわれていたが、中世ヨーロッパでは文献の探索によってえられた知識が主流をなしており、中世の人体にかんする解剖学的な知識は貧弱であった。そして、スコラ哲学▲を援用することによって、このような知識が観念的に体系づけられた。

その病理学理論は、血液、粘液、黄胆液、黒胆液という四種類の体液からなるとする体液病理学説に基礎をおいていた。体液病理学説では、これらの四つの体液のバランスがくずれることによって、疾病が発生すると考えられており、検尿法は、体液の状態を知るための手段と考えられていた。また、瀉血《しゃけつ》▲は、疾病の原因となる有毒物を体外に放出したり、体液のバランスをとるための治療として重視された。

▼ヒポクラテス（前四六〇頃〜前三七〇頃）　ギリシアの医学者。生涯については不明。彼の名による医学書が伝えられているが、これは、当時のギリシアで知られていた治療法を集大成したものと考えられる。

▼ガレノス（一三一頃〜二〇一頃）　ローマ時代に活躍した医学者。古代アレクサンドリアで盛んであった解剖学の成果を踏まえて古代西洋世界の医学を集大成し、のちのアラビア医学、中世ヨーロッパ医学に大きな影響を与えた。

▼スコラ哲学　カトリック教会の教義を、プラトンやアリストテレスなどの哲学により論理的に説明しようとするヨーロッパ中世の哲学。その手法を使って、身体や疾病を体系的に説明することが試みられた。

▼瀉血　疾病の原因となる有毒物を体内から放出するための手段として、人工的に出血させる治療法。メスによる切開のほかに、吸血性のヒルを利用することもあった。この治療法は、ヨーロッパだけでなく、アフリカなどでもみられた。

このような医学に疑問をもつようになったのは、ルネサンス期の古典回帰を志向する風潮のなかで、抽象的・観念的な医学から脱却し、解剖に代表されるような、事象の正確な観察にもとづく、経験的な医学が試みられるようになったからである。ヴェサリウス▲は、自ら人体解剖をおこない、心臓の左心室と右心室のあいだに小孔があり、血液が行き来するというガレノスの説に重大なあやまちがあることを発見した。彼の発見は、詳細な木版画による解剖図を多数掲載した解剖書『ファブリカ』の出版によってヨーロッパ中に広がり、その解剖図は、十八世紀にいたるまで利用されつづけた。またハーヴェイ▲は、解剖学的観察と心臓から送り出される血液量の計算から、血液循環説▲を唱えた。さらに、マルピーギ▲は顕微鏡を使って動脈と静脈をつなぐ毛細血管を発見し、ハーヴェイの説が正しいことを証明した。これらの研究成果によって、中世医学の誤りが訂正された。

しかし、一連の解剖学の成果は、人体の探求としての意味はあっても、治療法の革新にはあまり寄与しなかった。むしろ、瀉血による治療の意義が理論的に再確認されたほか、水銀治療▲などに代表される劇薬の利用はますます盛んに

▼アンドレアス・ヴェサリウス（一五一四〜六四）　ブリュッセル生まれ。パドヴァ大学の外科・解剖学教授として活躍した。

▼ウィリアム・ハーヴェイ（一五七八〜一六五七）　イギリスの医師。イタリアに学び、帰国後ロンドンで開業のかたわら研究を続けた。

▼血液循環説　心臓から肺をへてふたたび心臓にもどった血液が、全身に送り出され、心臓にもどってくるという説で、近代解剖学の基本である。

▼マルチェッロ・マルピーギ（一六二八〜九四）　イタリアの解剖学者。

▼水銀治療　体内の有毒物を放出する方法として、瀉血とともに重視されたのが、下剤の服用であった。とりわけ水銀は効果的な下剤として重宝がられたが、患者は水銀中毒を起こしていたのである。

▼健康学校　フランス革命によって大学が廃止されたのち、一七九四年にパリ、モンペリエ、シュトラス

なったともいえる。

革命期フランスの改革

革命下のフランスでは伝統的な大学制度もギルド制も廃止され、医師の養成は新しく設立された健康学校▲が担うようになった。ここでは、十六世紀以降に解剖学の成果を取り入れてしだいに発展してきた外科をも取り込んで、臨床を重視しながら、科学的基盤に立った実践的医学教育をおこなった。臨床教育のためには病院が不可欠であるが、旧体制末期以来課題となっていた病院の改革も同時に進められ、教育・研究の場としての病院が整備された。

この時代のフランス医学を代表するような業績は、大規模な病院を利用して大量の症例を積み重ねたことの結果であった。パリ学派▲を代表する人物としては、ピネル▲とビシャ▲があげられる。ピネルは今日精神医学者として評価されているが、同時代人のあいだでは内科学の権威でもあった。彼は体液病理学説に反対して疾病局在論▲を唱え、当時の自然科学の潮流であった観察と分類を重視する立場をとっていた。当時の啓蒙主義者たちは、偏見に満ちた伝統的な価値

ブールに設立された実践的な医師養成のための三年制学校。

▼パリ学派　フランス革命後、十九世紀なかごろまでの医学研究をリードした。絶対王政下に設立された大規模病院が多数あったパリを中心に活動し、患者の臨床観察と病理解剖を結合させて病因の局在性を明らかにし、診断学の進歩に貢献した。

▼フィリップ・ピネル（一七四五～一八二六）　リンネの植物分類を模倣して、臨床的な観察にもとづいて体系的に疾病を分類した。観察を重視する姿勢は、当時の啓蒙主義者の典型といえる。

▼グザヴィエ・ビシャ（一七七一～一八〇二）　解剖学的観察にもとづいて、身体の器官が二一種類の組織の組合せによって形成されていることを明らかにした。さらに、病理解剖をおこない、疾病が組織の病変によって起こると唱えた。

▼疾病局在論　伝統的な医学では体液の変調が疾病の原因と考えられ、患者のトータルな健康が問題にされ

観から脱却するために、物事を正確に把握するように試みたが、観察と分類は、そのための手段であった。

一方のビシャは病理解剖学▲で重要な業績をあげた。彼は外科医から医学教育を受けたあと、さらに、パリの健康学校で第一期生として国費奨学生に採用され、ここを卒業した。彼はパリの巨大病院を利用して、三〇年ほどの短い生涯のあいだに著しい数の解剖をおこなった。その成果から病理学上の新たな提言が生まれた。彼は、生命の特性が、固体すなわち器官のなかにあり、疾病の現象は生命の特性の変化にすぎないので、病理現象は本質的に固体器官に存在すると主張して、体液論を否定し、器官の内部に病因を求めた。これは、前世紀に病理解剖学を打ち立てたモルガーニ▲を継承するものであったが、モルガーニが器官に病因を求めたのにたいして、ビシャは、厳密な議論のために体内の器官をさらに細かく組織に分類した。動物は器官から成り立っているが、それぞれの器官がまたいくつかの組織によって成り立っているというのである。このような組織分類の根本思想は、ピネルを受け継いでいた。

実際には見ることができない、生きた人間の体内を探ろうとする工夫もみら

た。これにたいして、身体の特定の部位に疾病の原因があるという考え方で、十九世紀には医学界の主流となっていった。

▼病理解剖学　病変を解剖学的・形態学的に明らかにする病理学の一分野。ちなみに、一般の解剖学は、正常な状態での機能・構造を明らかにすることを目的としている。

▼ジョヴァンニ・バティスタ・モルガーニ（一六八二～一七七一）　パドヴァ大学解剖学教授。疾病による各器官内の局所的な病変を重視し、解剖学的観察と臨床症状の因果関係を追究し、病理解剖学を打ち立てた。

れた。ラエンネク▲は聴診器を開発して、間接的に肺や心臓の音を聴く方法を考案した。彼は、聴診器で聴いた音が診断上大きな価値をもつことを裏づけるために、その音から予見した解剖学的な病変が実際に起こっていたことを、患者の死後、その屍体を解剖して確認した。

　さらに、具体的な数値を使った統計を利用して、これまでにはなかった正確な分析をおこなったのはルイ▲であった。彼は長期間にわたる診察経験から、数千の病歴と剖検記録を集めていた。そして、彼は瀉血が治療として無意味であることを明らかにした。これによってヨーロッパの医学で、長いあいだ、もっとも一般的な治療法として利用されてきた瀉血はようやく下火になった。

　パリ学派は大規模な病院での臨床を基礎に、より正確に病気を把握しようとし、事実大きな成果をあげた。しかし、このような医学の進歩は、実際の治療にはほとんど役立っていなかった。十九世紀前半までの段階では、医学の進歩は、病人を癒すことにはならなかった。ルイにしても、瀉血が有害であることを指摘しているが、これにかわる有効な治療を提示していないのである。

▼**ルネ・テオフィル・イアサント・ラエンネク**（一七八一〜一八二六）　彼が聴診器を発明したきっかけは、ある女性の胸の音を聴こうとしたことである。女性の胸に直接耳をあてることに抵抗があった彼は、器具を使って間接的に心音を聴こうとした。

▼**アレグザンドル・ルイ**（一七八七〜一八七二）　臨床医として活躍し、腸チフスなどの研究でも知られている。

細胞病理学と衛生学

　器官に病気の原因を求めたビシャの実質的な後継者としてあらわれたのは、それまで思弁的な医学が優勢で、科学的医学の研究が立ち後れていたドイツのフィルヒョウ▲であった。彼は血栓症にかんする研究で世に知られるようになり、その後の顕微鏡を利用した血液研究では、白血球を確認して白血病の研究へと進んだ。

　さらに、彼の研究は細胞病理学▲へと進み、腫瘍が発生する際の細胞の観察をおこなった。彼は特異的な「癌細胞」の存在を否定し、通常の細胞が癌細胞に変質することを明らかにした。とりわけ彼が強調したのは、腫瘍の原因が局所的であり、細胞を単位とする病変によって、腫瘍がはじめて発生するということであった。転移についても、リンパ管や血管を通って腫瘍の毒が体内の他の部分に広がると考えた。

　病気の基礎単位として組織を想定したビシャからさらに進んで、フィルヒョウは、細胞が病気の基礎単位であることを、顕微鏡による観察をとおして明らかにした。こうして、長らくヨーロッパの医学で大きな影響力をもった体液病

▼ルドルフ・フィルヒョウ（一八二一〜一九〇二）　細胞病理学や衛生学とともに、人類学の研究でも知られる。一八六〇年代からは自由主義者としてプロイセン議会や帝国議会の議員としても活躍した。

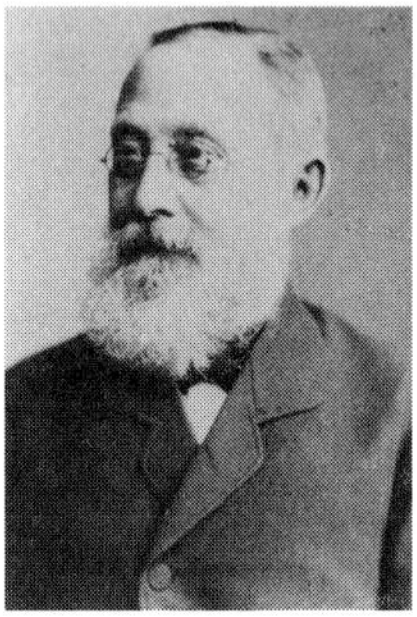

▼細胞病理学　細胞単位で起こる病変を研究対象とする病理学の一分野。組織単位での病変を研究したパリ学派よりも、さらに小さな単位に研究がおよんだ。顕微鏡の利用によってはじめて可能になった研究分野である。

理学説に決定的な打撃を与え、局所主義が医学界の潮流となった。

フィルヒョウのもう一つの研究分野は衛生学▲であった。ヨーロッパでは十九世紀になると急激な工業化とともに、都市への人口集中が進み、多くの労働者が劣悪な環境のもとで働き、また生活することをよぎなくされていた。下層民が居住する不衛生なスラム街はコレラや腸チフスなどの流行病の温床となり、騒乱などの社会不安の原因になっていた。衛生学は、すでに先進国である英仏において進んでおり、革命後のフランスでは病院の状態が改善されていたし、コレラ流行▲後のロンドンでは、下水道の整備が進められていた。フィルヒョウは、こうした先進国の成果に学びながら、後発工業国であったドイツにおいて、多岐にわたる提言をおこなった。

フィルヒョウは、一八四八年革命の直前に発疹チフスの現地調査をおこない、貧困のなかで悲惨な病気に苦しむ人びとをまのあたりにした。こうして、彼は病気と社会との関係に強い関心を寄せるようになった。彼がその調査報告で強調したのは人間を取り巻く環境であった。病気を克服するためには、社会環境を変える必要があることを彼は強く意識し、のちには、政治家としても活

▼衛生学　空気、水、衣服、住居など、個人や公衆を取り巻く環境に疾病の原因を求め、個人や公衆の健康維持と疾病予防を目的とし、生活環境の改善をめざす学問。

▼コレラ流行　もともとはインドの風土病であったが、十九世紀に世界各地に広がった。ヨーロッパでは一八三〇年ころから数回にわたって大流行をみた。

動するようになった。

一八六〇年代以降の彼は、急激に肥大するプロイセンの首都ベルリンでの環境改善に努力した。彼は統計の分析をとおして、ロンドンやパリなどの大都市での下水道設置が、流行病の克服にどのような効果があったのかを明らかにし、ベルリンでも汚水処理施設を完備した下水道を設置することを求めた。しかし、同時に、不衛生な食料品や水を摂取することが病気を引き起こすと考えられたので、井戸の利用をやめて、上水道を整備することも求めたし、食肉の強制検査をおこなうように促した。

また、彼は学校衛生についても関心をもち、脊柱側彎《せきちゅうそくわん》、結核、近視におよぼす学校の有害な影響を調査した。その結果、校舎内の換気や暖房装置の改善に努力するだけでなく、学童の生活全般にも関心を寄せ、勉強のしすぎや、学童の雇用をも問題にするようになった。このほかにも、病院、軍隊などでの衛生状態の改善についても提言をしている。

微生物と伝染病の研究

　フィルヒョウらの衛生学は、流行病の予防には成果をおさめていたが、十九世紀なかごろになっても、流行病の根本原因は解明されていなかった。細菌学が生まれる以前には、ミアスマ説（瘴気《しょうき》説）▲とコンタギオン説（接触伝染説）▲の二説が存在し、論争がくりひろげられていたが、どちらも決定的な説得力をもたなかった。流行病の研究は、十九世紀後半に、微生物についての認識が深まるなかで進展した。

　微生物研究で大きな功績があったのはフランスのパストゥール▲である。彼は乳酸発酵、アルコール発酵などの研究をとおして、発酵が化学変化によるのではなく、微小生物によって進行することを確認した。さらに、腐敗の原因となる微生物が空気中に浮遊していることを実験によって明らかにし、これまで信じられていた微小生物の自然発生説を破った。

　ドイツのコッホ▲は顕微鏡を利用することによって、特定の細菌が特定の疾病の原因であることを確認した。彼は郡医▲として田舎での公務と開業のかたわら、顕微鏡を使って動物の炭疽《たんそ》病について研究を続け、その病因が炭疽菌であ

▼ミアスマ説　流行病の原因が空気中に浮遊する極小物質にあるという主張。

▼コンタギオン説　ある個体からほかの個体へと、微生物によって流行病が感染するという主張。

▼ルイ・パストゥール（一八二二～九五）　化学者・微生物学者。発酵が化学変化ではなく、微生物によって起こることを実験で明らかにした。さらに、狂犬病などのワクチンを開発し、免疫学への道を開いた。

▼ロベルト・コッホ（一八四三～一九一〇）　細菌の純粋培養技術を確立して、動物への接種実験と顕微鏡による観察を組み合わせて細菌の発見に成功した。のちには、熱帯医学にも興味をもち、アフリカへも赴いた。

▼郡医　郡において医療・衛生を監視・統括する責任者。その地域の有力医師が任命されることが多い。日本の保健所医師とは異なり、公務と並行して、開業していた。

ることを明らかにした。こうして、新たな研究分野としての細菌学が注目されるようになった。

続けてコッホは、創傷感染病についての論文を一八七八年に公表して高い評価を受け、八〇年にはベルリンの研究機関に招聘《しょうへい》された。その後も、彼は八二年には結核菌を発見し、翌年にエジプトでコレラが流行したときには、現地へ派遣されてコレラ菌を発見した。このときには、フランスの調査団も派遣され、激しい競争となったが、細菌培養技術に優れるコッホが成果をあげた。

一八八〇年代から十九世紀いっぱいは細菌学での多くの成果がみられた。一八八四年には、腸チフスやジフテリアの病原菌が発見された。八九年には北里柴三郎が破傷風の病原菌を確定した。さらに、九四年には北里柴三郎とイェルサンがそれぞれ独自にペスト菌を、九八年には志賀潔が赤痢菌を発見した。

このような、伝染病にたいして、どのような対策がとられたのかをみてみよう。十八世紀末に、ジェンナーが天然痘の予防のために種痘を考案していたが、それに続くワクチンの開発は、一世紀近くあとのパストゥールの研究を待たなければならなかった。

▼**創傷感染病**　一般に敗血症と呼ばれる。血液およびリンパ管中に化膿菌が進入して、細菌から分泌される毒素により激しい中毒症を起こす。

▼**北里柴三郎**（一八五三〜一九三一）ドイツに留学してコッホのもとで細菌学、免疫学の研究をおこない、国際的に評価される業績をえた。帰国後、伝染病研究所、さらに北里研究所の所長を務めた。

▼**アレグザンドル・エミール・ジャン・イェルサン**（一八六三〜一九四三）ルー（次頁参照）のもとで助手を務め、のちにパストゥール研究所の研究員となり、細菌学、免疫学の研究をおこなった。

▼**志賀潔**（一八七一〜一九五七）　伝染病研究所で北里の助手を務め、赤痢菌を発見した。

▼**エドワード・ジェンナー**（一七四九〜一八二三）　イギリスの医師。彼の考案した種痘法が一七九六年に公表されると、ヨーロッパ各国は、競って種痘接種の普及に努めた。

家禽《かきん》コレラの研究中に、パストゥールが、古い培養で弱くなっていた家禽コレラをニワトリに接種してみたところ、このニワトリが強力な家禽コレラ菌にたいしても抵抗力を獲得していた。この研究を彼は一八八〇年に発表した。さらに、彼は炭疽菌を人工的に弱毒化してワクチンをつくることにも成功した。その後、空気中で弱毒化する手法によって狂犬病ワクチンも開発している。

血清療法▲も考案された。その発端は、ルー▲とイェルサンによるジフテリア菌の毒素の発見であった。彼らは、ジフテリア菌の培養基の濾液《ろえき》を、ジフテリア菌に感受性をもつ動物に注射すると、ジフテリアにかかることを明らかにした。この場合、ジフテリア菌自体は濾過されているため、濾液に含まれていた毒素によって、動物が発病したことになるのである。この毒素を中和することができれば、ジフテリアの治療が可能となる。コッホの助手フレンケルは、熱で殺菌したジフテリア菌の培養基を動物に接種しておくと、生きたジフテリア菌を注射されても、この動物が発病しないことに気づいた。同時期に、コッホ門下のベーリング▲と北里柴三郎は、ウサギやネズミに致死量以下の破傷風菌を繰り返し注射したところ、この動物の血清を体外に取り出しても、破傷風の毒

▼**種痘**　牛痘にかかった農民が、天然痘流行のさいに罹病しないことが知られており、ジェンナーは、その膿を使って人工的に牛痘に感染させることを考えついた。

▼**血清療法**　免疫となった動物の血清を伝染病患者に注射することにより、毒素を中和して無毒化する治療方法。

▼**エミール・ルー**（一八五三〜一九三三）　クレルモン・フェランで医学を学び、パリに出て病院に勤めた。その後、パストゥール研究所で免疫学の研究に従事した。

▼**エーミール・ベーリング**（一八五四〜一九一七）　軍医出身で、コッホの研究所でコッホの助手を務めた。自分の開発した血清剤製造のために、のちにベーリング社を興した。

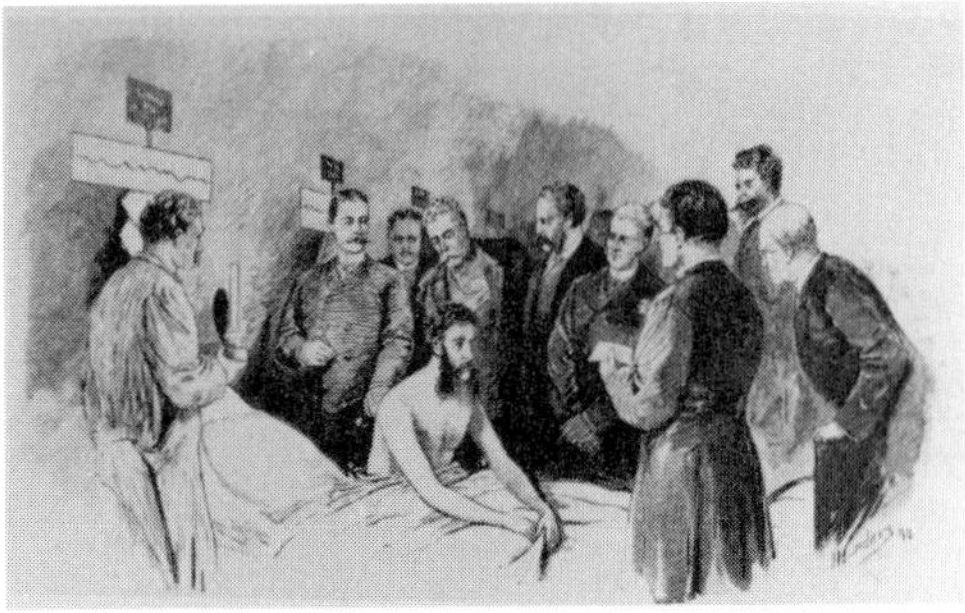

コッホによるツベルクリン接種実験
ツベルクリンは不治の病と恐れられた結核の治療薬として、社会的注目を集めた。

素の中和剤として有効であることを発見した。さらに、ベーリングはジフテリアの血清療法にも成功した。

もっとも、このような研究がすべて成功したわけではない。結核菌の発見者であるコッホは、結核の研究をさらに続け、結核菌から生じる、毒性をもたずに免疫を植えつけるような物質の発見を試みた。彼は、培養した結核菌を加熱して殺し、濾過抽出した液からツベルクリンをつくった。彼はこれを結核の治療薬と考えたが、のちに効果がないことがわかった。しかし、ツベルクリンが結核の診断薬として有効であることは、今日でも認められている。

外科の発展

十八世紀末以降、医学の発展をリードしてきたのは外科であったといってもよいが、この動きは十九世紀中期以降に、いっそう顕著になった。その発展を支えたのは麻酔および消毒技術の確立であった。

麻酔技術が開発されるまでは、外科手術のさいに患者は大変な苦痛をしいられており、十七世紀以降の技術向上にもかかわらず、外科手術は容易におこな

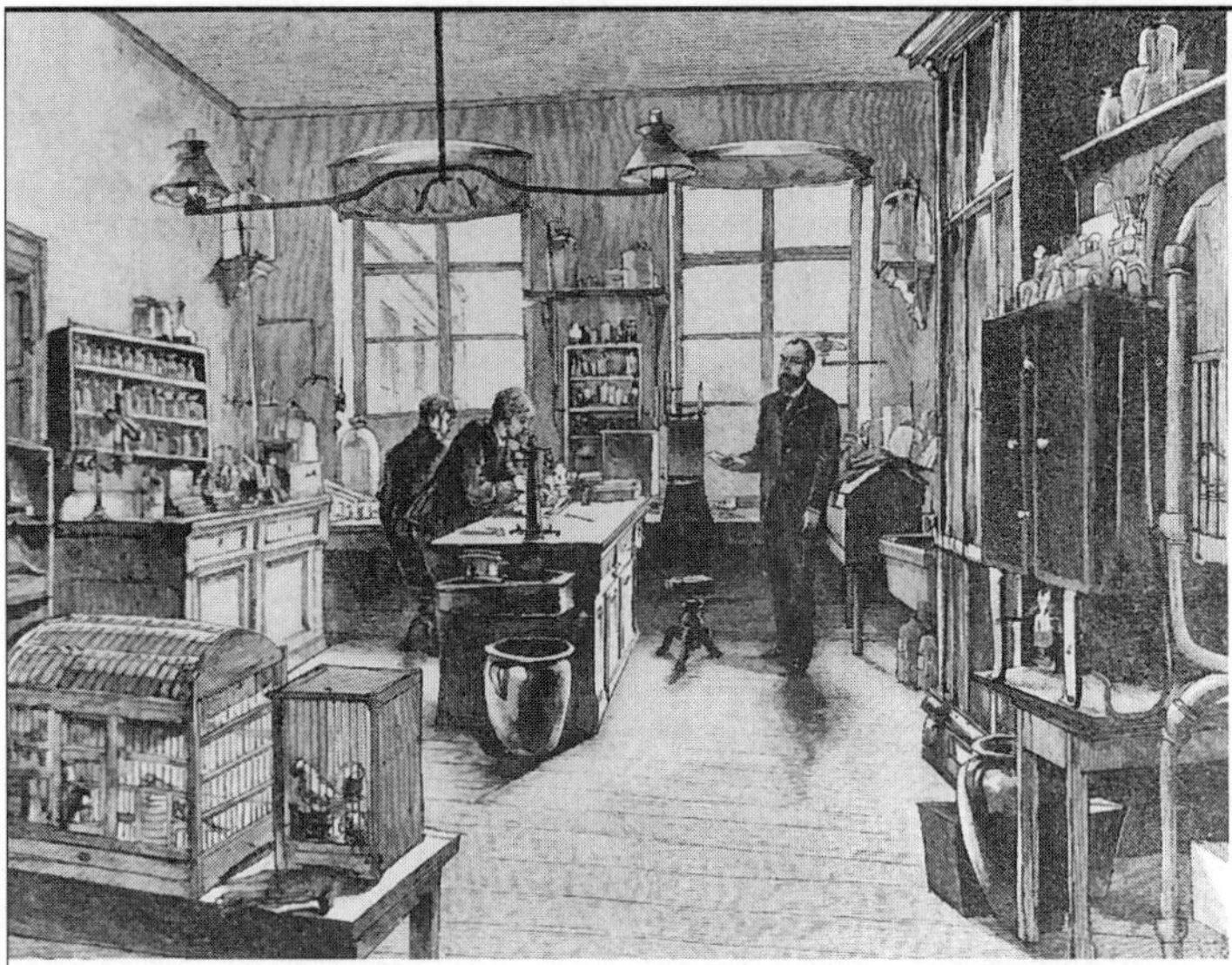

●——コッホの実験風景

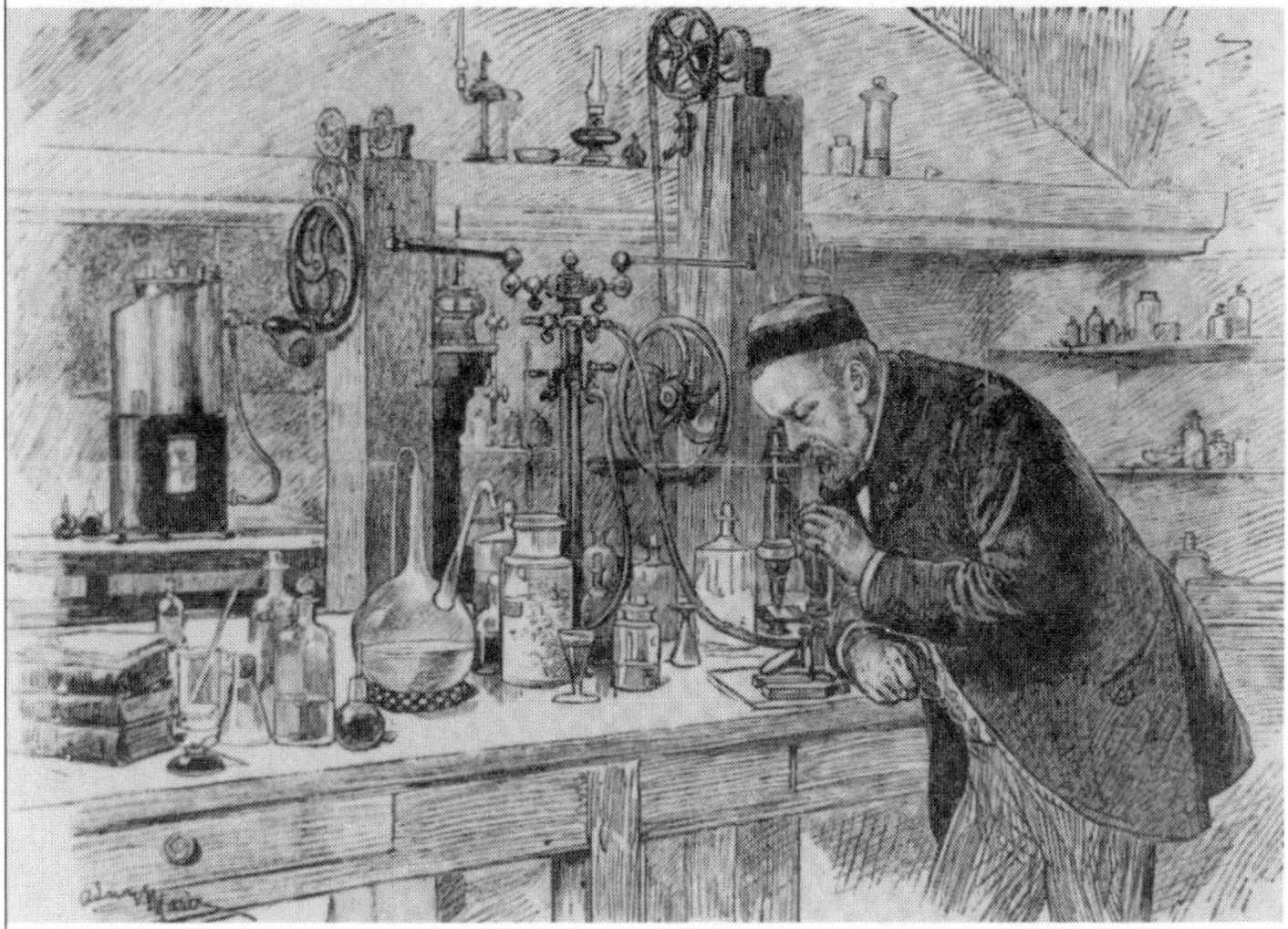

●——顕微鏡をのぞくパストゥール

アメリカでの麻酔実験（一八四六年）　ボストンのマサチューセッツ総合病院でおこなわれた実験のようす。

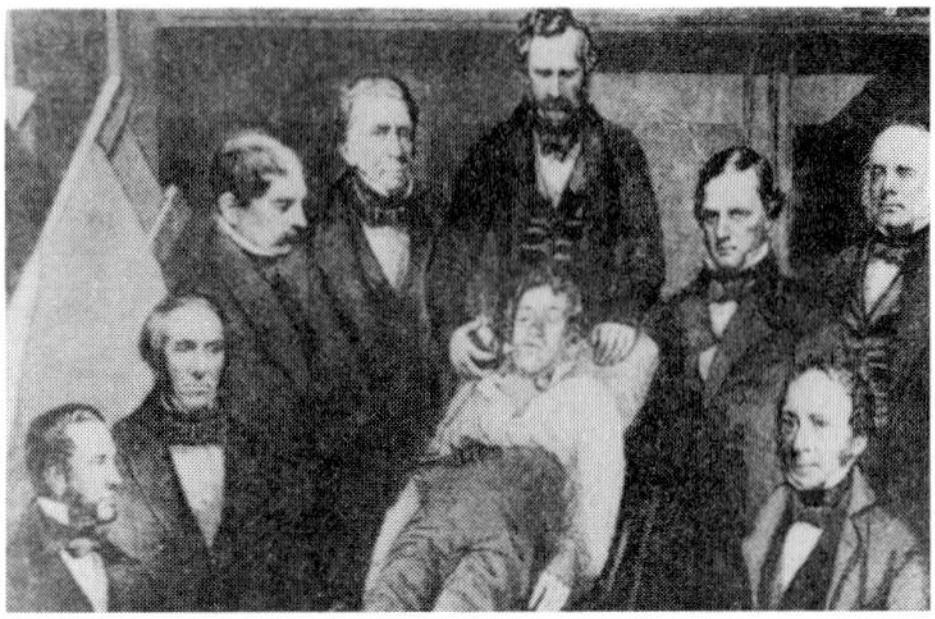

▼**イグナツ・ゼンメルヴァイス**（一八一八〜六五）　ハンガリー出身。自説が受け入れられなかった彼は、一八四八年革命後の五〇年にはハンガリーにもどり、のちにブダペスト大学教授になった。

えるものではなかった。麻酔学の進歩は化学研究の発展と並行しており、十八世紀ころから、簡単な化合物で麻酔作用をもつ物質の存在が知られるようになった。

実用的な麻酔法の開発は、一八四〇年代のアメリカで進み、エーテルや笑気ガスを利用した麻酔手術につぎつぎと成功している。また、イギリスでも一八四七年に、臭気や刺激の強いエーテルにかえてクロロホルム吸入による麻酔に成功している。

手術をするうえで麻酔以上に重要だったのが殺菌術である。たとえ、適切な手術がおこなわれたとしても、傷口から化膿すれば非常に危険だった。手術中および手術後に体内に細菌がはいらないようにすることができてこそ、外科手術は有効な治療手段となったのである。

すでに、一八四七年にウィーン総合病院のゼンメルヴァイス▲は、塩化カルシウムによる手洗いを医師が励行することによって、病院内での産褥《さんじょく》熱を予防できることを証明していたが、彼の成果は広く受け入れられず、その業績も葬り去られた。

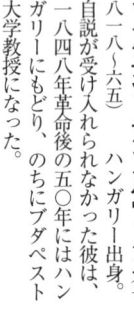

▼**ジョーゼフ・リスター**（一八二七〜一九一二）　イギリスの外科医。ロンドンで医学を学んだのち、グラスゴー大学外科学教授に就任。

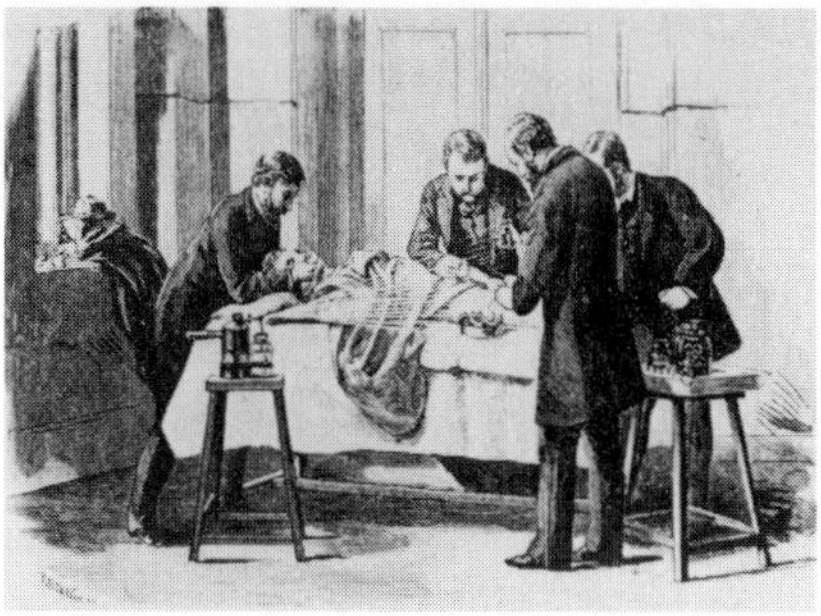

消毒をしながら手術をするリスター

殺菌法が社会に受け入れられたのは、リスター▲が石炭酸を利用するようになってからであった。彼は、腐敗が空気中に含まれる微生物によって起こることをパストゥールの研究から学び、微生物が傷口に入り込むことによって、傷口の化膿が起こると考えるようになった。手術中の感染を防ぐためには、人間の組織に無害でありながら、傷口に付着する微生物を殺すことのできる物質を探す必要があった。都市ゴミの悪臭を消すために石炭酸が利用されていることを知った彼は、傷口の化膿を防ぐ方法として石炭酸の散布を試みて成功し、一八六七年にその成果を発表した。

しかし、空気中を浮遊する細菌はわずかにすぎず、感染の主因は、医師らの手や手術器具であることが、やがて明らかになってきた。そこで、手術用の帽子やガウンを着用するとともに、器具の消毒がおこなわれるようになった。とくに、細菌が高熱に弱いという性質を利用して、手術に必要な器具をすべて煮沸する方法が考案された。また、手術のさいに使い捨てゴム手袋を利用して、執刀医らの手から切開部分に感染を防ぐことも考案された。

このほかにも外科手術を安全におこなうための、さまざまな補助的な発見が

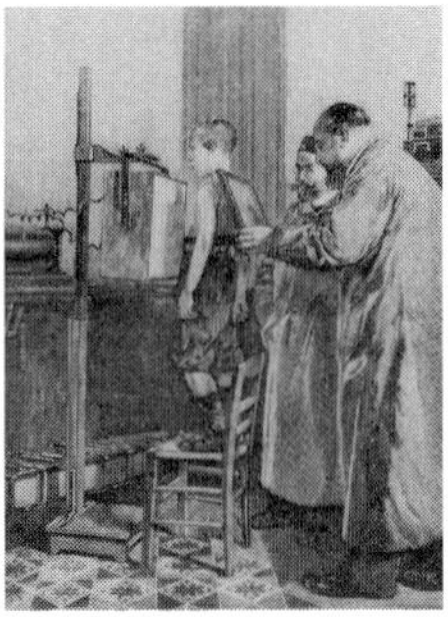
レントゲン検査

十九世紀末から二十世紀初頭に続いた。レントゲンが発見したエックス線も外科治療のために大きな役割をはたした。これによって体内を透視することが可能になり、それまで医師の経験的な直感に頼っていた骨折治療も、エックス線検査によって正確に状況を把握できるようになった。

また、輸血により血液が凝集する事故が起こったことがきっかけになって、一九〇一年には、人間にはＡＢＯ型の血液型があることが明らかになった。すなわち、赤血球上にＡ抗原、血清中に抗Ｂ抗体をもつＡ型、赤血球上にＢ抗原、血清中に抗Ａ抗体をもつＢ型、赤血球上にＡおよびＢ抗原をもち、血清中には抗体をもたないＡＢ型、赤血球上にＡ抗原とＢ抗原をもたず、血清中に抗Ａと抗Ｂ抗体をもつＯ型の四種類である。さらに、一九四〇年には、人の赤血球にアカゲザルと共通の血液型抗原があることが発見され、この抗原中に含まれるＤ抗原の有無によってＲｈ＋とＲｈ－に血液型を分類するようになった。これらの血液型の発見によって、安全に輸血することが可能になったため、手術中の大出血による生命の危険は小さくなった。

以上のようないろいろな要因によって、外科はもっとも治療効果が向上した分野となった。ドイツでは十九世紀にはいってもしばらくは、外科は内科に比べて低く評価されていたが、そのような偏見はまったくなくなり、むしろ医学の花形となった。麻酔をほどこしておこなう高度な手術は無資格の者には真似のできないことであり、外科医こそが専門職としての医師の姿をもっとも明確に体現していたのである。

専門分化

一八五二年のプロイセン医師規定では、基本的には内科、外科、産科の三つの分野が存在していたにすぎないが、十九世紀後半には多くの分野が独立したり、新しく生まれてきた。

眼科はもっとも早くに専門分化した分野の一つである。とくに、眼という器官は身体のなかでも特異な器官であり、特殊な知識が要求されるからである。すでに十九世紀前半に検眼鏡が発明されたことによって、外部から眼という器官の隅々まで、直接観察することが可能になった。こうして、白内障や緑内障などの研究が進んだ。

十九世紀なかごろ以降に急激な発展をみた分野としては、精神医学▲をあげることができる。すでにフランスのピネルらも、この分野に関心をもっていたが、十九世紀後半のドイツにおいて強い影響力をもったのはグリージンガー▲であった。彼は、精神病を「脳の病気」としてとらえ、これまで観念的になりがちであったこの分野を経験的・実証的な「生理学的な医学」に高めようとした。また、フロイト▲による精神分析は、神経症の分野に革命的な進歩をもたらした。彼は、過去に経験した心の傷が、無意識のうちに抑圧され、その影響でさまざまな症状が現れるとした。その治療のために患者を催眠状態に置き、症状を引き起こす原因となった出来事について回想させ、このことによって無意識の抑圧を取り除くと、症状が消えると主張し、神経症治療に道を開いた。

　特定の器官を対象とする専門化だけではなく、小児科のように、子どもという特定の年齢を対象とする分野も生まれた。つまり小児の特性を考慮にいれた研究や治療をおこなうことが必要だったのである。とくに、十九世紀後半の時期には、栄養や伝染病などの要因による、乳幼児の死亡が大きな社会的関心事にもなっており、こうした社会的要請が、この分野への取組を促したといえ

▼精神医学　異常な精神状態の診断、治療、予防を目的とする臨床医学の一分野。

▼ヴィルヘルム・グリージンガー（一八一七〜六八）　一八四〇年代に、思弁的な医学からの脱却を求めた若手医学者の一人。

▼ジグムント・フロイト（一八五六〜一九三九）　オーストリアの精神医学者。ユダヤ人であったため、一九三八年にナチスの迫害を逃れてイギリスへ亡命した。

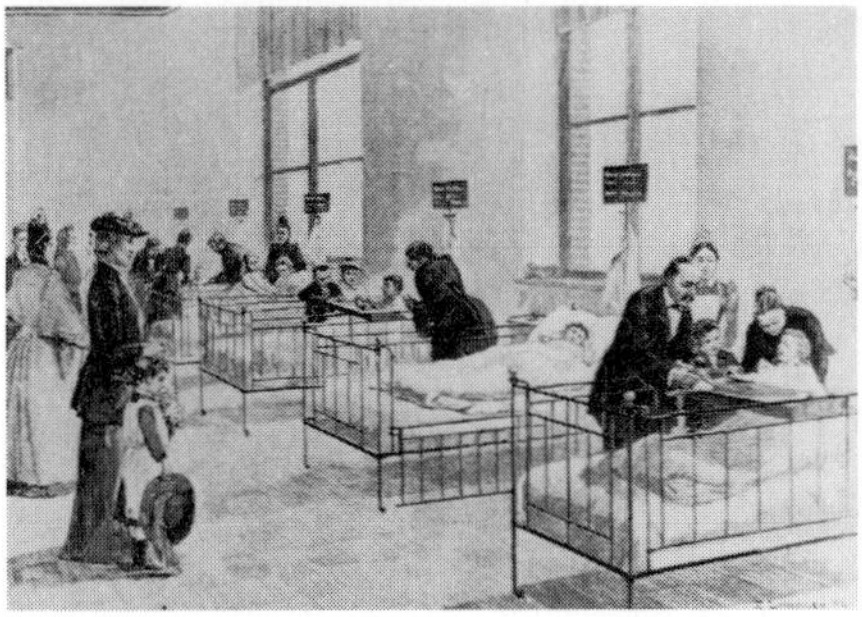
ライプツィヒ小児病院の病室　一八九三年に完成した小児科専門病院。

る。

近代医学の発展によって、十九世紀末ころには、近代医学が疾病を克服していくように思われた。死産・乳幼児死亡率ははっきりとした減少傾向を示すようになった。また、死亡に占める伝染病犠牲者の比率も減少傾向にあった。さらに、外科手術の安全性は飛躍的に高まり、手術の成功率も高まった。

これまでみてきた近代医学は、全体としてみた場合、疾病の原因を体内の局所や、特定の病原菌に求める疾病局在論に立脚していた。つまり、病んでいるということは、体内のいずれかの部分が、なんらかの原因によって正常に機能していないことであると考えられたのである。十九世紀以降の医学は、この考え方にもとづいて、より精密な検査をおこなって病因を見極め、これを取り除くことを重視した。分析的、機械的な医学は、その発展とともに専門が細分化する傾向にあり、つぎつぎと新しい診療科が分離していった。

このような近代医学の発展が社会に何をもたらしたのであろうか。次章では、十九世紀後半から世界の医学をリードしたドイツを例にみていこう。

②—医業の専門職化

十八世紀までの医師と患者

十八世紀までのドイツでは、資格をもった医療の担い手は、医師(内科医)と外科医(職人的外科医)であった。医師は、法律家や聖職者の場合と同様に、大学において古典古代以来の文献研究をとおして養成された。外科医は、ほかの手工業者の場合と同様に、徒弟としての養成を受けていた。

ただし、近代医学が発展する以前においては、かならずしも大学で学んだ医師が、より高度な医療技術をもっていたわけではなかった。医師は思弁的に学問としての医学を学び、研究するのであって、かならずしも実際的な治療に深い関心をもっていたとはいいがたかった。他方、職人的外科医は、理論性は重視せず、経験的な技術に頼って治療をおこなった。数的には圧倒的に職人的外科医のほうが多かった。

しかし、両者のあいだに治療分野による明確な分業はなかった。小都市では医師が開業しておらず、職人的外科医が医療市場を独占していたために、彼ら

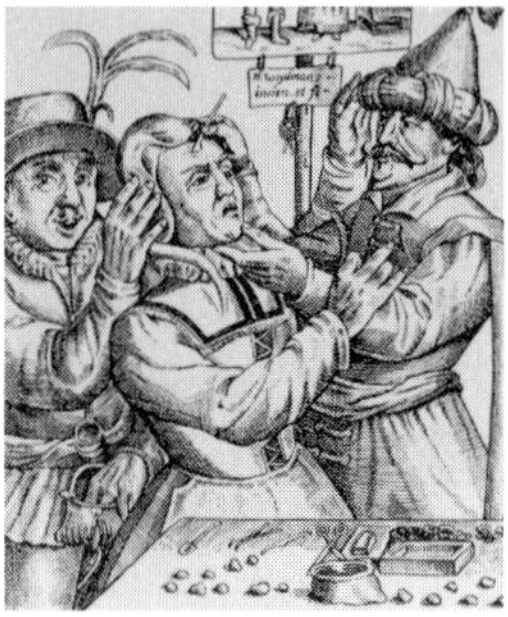
職人的外科医による手術のようす

は内科の治療もおこなっていた。医師が居住していない農村では、無資格の治療師が重要な役割をはたした。都市部でも下層民衆は正規の医師の治療を受けることはまれであった。多くの場合は、家庭内での経験豊かな女性や、生活共同体のなかでの医療に詳しい者が治療をおこなっていた。また、修道院などでは長期間にわたる経験が蓄積され、独自に薬草などを調合していた。

患者の階層は、内科医の場合には貴族や都市上層市民が多く、職人的外科医では都市中層市民や農民が多かった。都市下層民や貧農層では職業的医業者にはかからず、無資格治療師の治療を受けることがふつうであった。しかし、階層による厳密な分業はおこなわれていなかった。君主でも外科医や、場合によっては無資格治療師を侍従医としてかかえていた。農民や都市の中下層民が内科医の診断を受けることもあった。

医師の社会的地位は高くはなかった。この当時の医師は、貴族や富裕な市民のホームドクターとして患者に従属しており、患者の要求に応じて処方箋を書いた。また、患者の家を訪れて診察することがふつうであったので、医師はつねに患者の家族の監視のもとにおかれ、治療について干渉を受けていた。複数の医師に同時に診療をさせて、医師の能力を比較することもおこなわれ、医師にたいする信頼が低かったことがうかがえる。科学的な医学が未発達の段階では、医師といえども疾病や治療にかんして有効な知識・技術をもっておらず、民間人との格差は小さかったのである。

そもそも、十八世紀までの患者は、医業者が完全に疾病を取り除いてくれるとは期待していなかった。彼らのうちの多くは、自分たちの自己診断と自己治療を正当化し、権威づけるために、医師の判断をあおいだにすぎなかった。

医業者資格の近代化

十八世紀末には、ドイツでも医師の資質を向上させようという社会的な要求が強くなり、大学でも外科教育を実施するとともに、科学的な治療を推し進めようとする主張があらわれた。また、保健・衛生面で医師が重要な役割をはたすべきであるという考えも生まれた。

その結果、十九世紀前半には、医学部でも外科教育をおこない、内科と外科の診療資格をもつ医師を養成することになった。さらに、これまでの職人的外科医よりは科学的な基礎に立った専門性の高い外科医を養成するための医師養成所▲も設立された。他方、従来からの職人的外科医は廃止されず、分野を限定されながらも治療を続けた。なぜなら、当時の医学部では十分な医師を供給することができなかったからである。

このように、十九世紀前半の改革では、医師の専門職としての均一化はみられず、さまざまな医業者が並立したのである。この状況が解消され、医療行為が医学部で教育を受けた医師だけに限定されるようになったのは、プロイセンでは一八五二年のことであった。

ただし、帝政期のドイツでは無資格の治療師の活動は全面的には否定されなかった。一八六九年に制定された北ドイツ連邦▲の営業条例では、医業にかんする医師の排他的特権は保証されず、この法律がそのままドイツ帝国▲に採用された。これは、当時の自由主義的な社会風潮の反映であるとともに、これ以前のプロイセンにおいて、国家による保護と引き替えに、医師の開業にたいして厳しい制限が課せられていたことへの反動でもあった。自由主義的な医師は、法律によって無資格の治療師を禁止しなくとも、やがては近代医学が無資格の治

▼医師養成所　大学教育を受けた医師の不足を補う目的で、一八二五年以降にプロイセンで設立された学校。基礎科学の教育のうえに、臨床的な外科教育を授けたが、補足的に薬学や内科学の授業もおこなった。一八五二年に医学教育を大学に一本化したのにともない廃止された。

▼北ドイツ連邦　一八六七年のプロイセン・オーストリア戦争後に解体されたドイツ連邦にかわり、マイン川以北の諸邦をプロイセン中心に統合した連邦。関税同盟による経済的統一をさらに前進させ、ドイツ帝国の基礎となった。

▼ドイツ帝国（一八七一～一九一八年）ドイツ・フランス戦争後の一八七一年に、北ドイツ連邦に、南ドイツのバイエルン、ヴュルテンベルクなどを加えて成立した国家。プロイセン国王が皇帝をかねた。

療師を駆逐すると考えていたのであった。

正規の医師は、法的に無資格の治療師を排除する方法はとらなかったが、とくに世紀末には、医師過剰が叫ばれるなかで、科学的に根拠がない誤った医療として、無資格の治療師や民間療法を告発するようになった。しかし、無資格の治療師の存続自体が、医師の権威主義にたいする反発だったといえる。

医学教育カリキュラムの変遷

近代医学の担い手たる医師はどのように養成されたのであろうか。プロイセンを中心に医学教育の変遷をたどってみよう。ドイツの大学では、入学後にまず基礎教育を受けて中間試験に合格してから、専門教育へと進み、卒業試験に合格して資格をえて社会へとでていく仕組みになっていた。とくに、新人文主義▲の影響が強かったため、十九世紀前半には基礎教育段階での教養教育が非常に重視された。この点は、医学部の場合も例外ではない。例えば、一八二五年の試験規定によると、中間試験は哲学試験と呼ばれ、その試験科目として自然科学系の科目と並んで、論理学、心理学といった哲学的な科目がおかれてい

▼**新人文主義**　古典文化などの幅広い教養教育を通じた人格の陶冶を理想とし、伝統的な身分制を否定した。

●プロセインにおける医師試験規程の変遷（大学卒業の場合）

	1825	1852	1861	1867	1883	1901
医学部入学資格	人文ギムナジウム卒業	人文ギムナジウム卒業	人文ギムナジウム卒業	人文ギムナジウム卒業	人文ギムナジウム卒業	人文・実科ギムナジウム卒業 高等実科学校卒業（1907～）
中間試験受験資格			4学期終了後7学期在籍までに	4学期終了後7学期在籍までに	医学部在籍4学期以上	医学部在籍5学期以上 実習授業の単位取得 解剖実習2学期 顕微鏡解剖実習・生理学実習・化学実習1学期
中間試験科目	論理学 心理学 物理学 化学 植物学 鉱物学 動物学	論理学 心理学 物理学 化学 植物学 鉱物学 動物学	物理学 化学 生理学 解剖学 動物学 植物学 鉱物学	物理学 化学 生理学 解剖学 動物学 植物学 鉱物学	物理学 化学 生理学 解剖学 動物学（基本的知識のみ） 植物学（基本的知識のみ）	物理学 化学 生理学 解剖学 動物学（基本的知識のみ） 植物学（基本的知識のみ）
医師試験受験資格	医学部在籍4年間以上	医学部在籍4年間以上	医学部在籍4年間以上	医学部在籍4年間以上 病院授業の単位取得 外科病棟・内科病棟 2学期間 産科病棟 1学期間 分娩4回	医学部在籍9学期間以上 病院授業の単位取得 内科病棟・外科病棟・産科病棟 2学期間 眼科病棟 1学期間 分娩2回	医学部在籍10学期間以上 病院授業の単位取得 内科病棟・外科病棟・産科病棟 2学期間 眼科病棟・内科外来病棟・小児科病棟・精神科病棟・耳鼻咽喉科病棟・皮膚科病棟・性病科病棟　1学期間 分娩4回・予防接種 講義出席　局所解剖・薬理学・法医学
医師試験科目	(1) 解剖学 (2) 外科学技術 (3) 臨床内科学 (4) 臨床外科学 (5) 口頭試験 臨床試験はCharitéで実施 ＊内科専門医は(2)を免除し，(4)の一部を変更	(1) 解剖学 (2) 内科学 (3) 外科学 (4) 産科学	(1) 解剖学 (2) 内科学 (3) 外科学 (4) 産科学	(1) 解剖生理学・病理解剖学 (2) 外科学・眼科学 (3) 内科学 (4) 産科学・婦人科学 (5) 口頭試験 （衛生学を含む）	(1) 解剖学 (2) 生理学 (3) 病理解剖学・一般病理学 (4) 外科学・眼科学 (5) 内科学 (6) 産科学・婦人科学 (7) 衛生学	(1) 病理解剖学・一般病理学 (2) 内科学 (3) 外科学 (4) 産科学・婦人科学 (5) 眼科学 (6) 精神医学 (7) 衛生学
試験合格後の無給病院研修						1年間 期間の1/3は内科

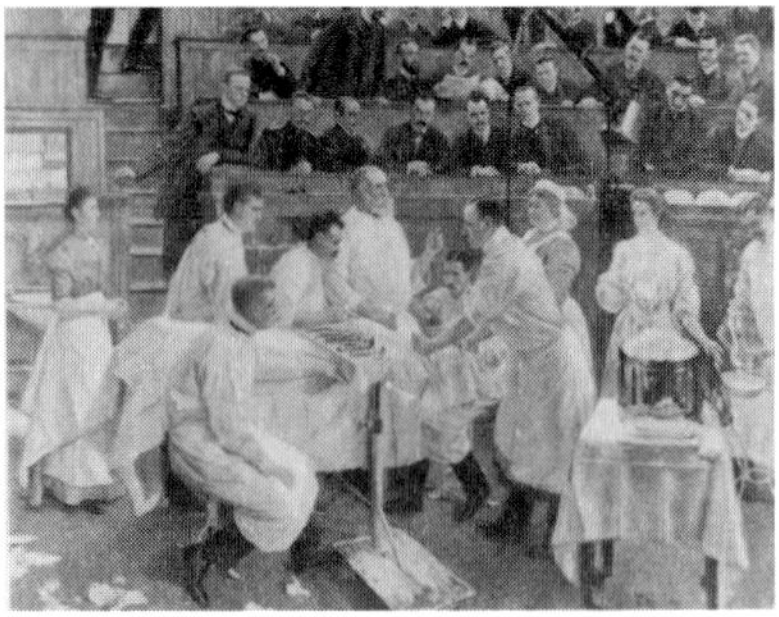

エルンスト・フォン・ベルクマンによる、手術の実演授業（ベルリン大学にて）

た。

　しかし、十九世紀も後半になると、自然科学が重視されるようになる。一八二五年の規定では、卒業試験にあたる医師国家試験は内科、外科、解剖学の試験がおこなわれたにすぎないが、五二年には国家試験に産科が加わった。一八六一年になると、中間試験が改正されて人文的な要素が姿を消した。そのかわりに、とくに物理学と化学が重視されるようになってきたが、これは、自然科学としての医学が飛躍的な発展期にはいり、こうした自然科学の基礎知識が医学にも不可欠になったことを意味している。また、解剖学と生理学が中間試験の試験科目に加えられた。

　一八六七年には、中間試験合格後に、外科病棟、内科病棟、産科病棟での病院授業が必修になった。さらに、国家試験では外科の試験科目の一部に眼科の試験が加えられたほか、口頭試験のなかで、衛生学についての質問をおこなうことが明記された。この試験規定は、ドイツ帝国成立後はドイツ全国の試験規定となった。一八八三年の改定では、基礎教育段階において、医学との関連性が薄い分野が切り捨てられた反面、これまで専門教育でおこなわれてきた解剖

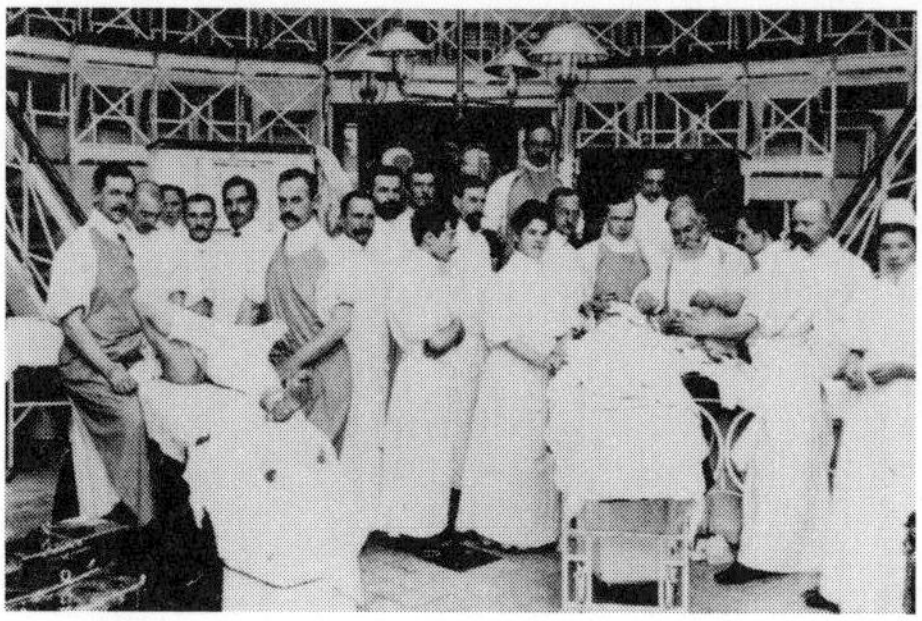

手術実習授業風景（ハイデルベルク大学、一九〇五年）　ベッドの左側には、すでに女子学生の姿もみられる。

学や生理学など基礎医学的な分野が基礎教育にまわされた。その分、専門教育で履修する専門的な科目が増大した。

一九〇一年の試験規定では、臨床教育重視の傾向がいっそう推し進められた。卒業までにかかる期間はさらに半年長くなって一〇学期となった。しかし、医師資格をえるためには、国家試験合格後に一年間の無給病院研修が義務づけられるようになったので、実質的には教育期間はこれまでよりも一年半長くなったことになる。

基礎教育、さまざまな自然科学系実習・実験授業が必修になった。医学を学ぶにあたって必要な実習・実験がすでに基礎教育段階で相当に大きな比重を占めるようになってきたことがわかる。専門教育では、臨床授業などがいちだんと増加し、種痘接種実習なども加えられた。また、国家試験において精神医学、眼科試験の比重が高まった。しかも、さきに述べたように国家試験合格者には病院研修が課せられた。この研修が修了したことを示す証明書を提出して、ようやく医師免許が与えられたのである。

ドイツの医師国家資格試験の特徴についてもふれておこう。国家試験では記述試験がほとんどおこなわれず、口頭試験と、実技を非常に重視しており、大学病院で担当する患者をあてがわれ、長期間にわたって診察を続けてカルテを作成し、症状の経過報告をおこなうことが求められたし、解剖用遺体を使って手術の実技試験も実施された。このさい、手術に必要な器具について説明する口頭試験もおこなわれた。

医師国家試験は、多方面において非常に実践的な知識と能力を問う試験であり、十月の中旬に始まって、翌年の三月の下旬まで断続的に半年近くも続いたのである。しかも、中間試験・国家試験とも二回の受験しか許されなかった。このような過酷な試験に合格した者だけが医師の資格を手にすることができるのであった。

医師をめぐる環境

医師の性格を明らかにするために、医学部に学んだ学生の実態を明らかにしたい。まず、在籍期間をみてみると、一八八三年医師試験規定によると、国家試験を受けるまでに要する学期は九学期、一九〇一年規定では一〇学期となっていた。しかし、これは最低限必要な在籍学期数であり、実際には学生はさらに何学期か余分に在籍していたのである。さきに述べたように、試験の失敗は一度しか許されなかったため、学生は慎重に試験準備をしてから試験にいどむのであり、規定の期間よりも長めに在籍することはめずらしくなかった。プロイセンでの統計によると、医学部では卒業までに要する期間は、他学部に比べて一〜三学期程度長く、平均すると約一一学期であった。

つぎに在学中に必要な経費についてみてみよう。聴講料は、一八八〇年代に哲学部と神学部では一学期当たり六〇マルク、法学部、自然科学部では八〇マルクであったのにたいして、医学部の場合は一二〇マルクと割高であった。さらに、医学生は高価な医学書、実験・実習に必要な顕微鏡、その他医療器具などを自分でそろえなければならなかった。このように、他学部に比して修学期間が長いうえ、費用が高かったのが医学部の特徴である。

つぎに、医学部の学生数の変動をみてみよう(三五頁グラフ参照)。一八八〇年代に急激に学生数が増加しているが、八三年の疾病保険法▲制定によって、医療市場が増大してビジネスチャンスが大きくなったことが原因と考えられる。

▼**疾病保険法**　年収二〇〇〇マルク以下の労働者にたいして疾病保険への加入を義務づけた法律。保険料の三分の二を被保険者が、三分の一を雇用主が負担することになっていた。

しかし、医師過剰が叫ばれることによって一八九〇年代になると医学生数は減少に転じた。さらに、一九〇一年の医師試験規定改定によって修学期間が長期化したため、二十世紀にはいると医学部学生数は一段と減少した。つまり、試験規定改定によって教育内容は充実したが、社会的な側面からみると、経済的に不利な学生を医学部から排除して、医師過剰を一時的に解消する結果にもなった。ところが、一九〇五年ころを境にふたたび医学生の数は上昇に転じた。

二十世紀にはいって医学生が増加したのは、医学部入学資格者が増加したからである。一八八三年試験規定までは、医師国家試験受験資格または中間試験受験資格として、人文ギムナジウム▲の卒業が義務づけられていた。このような制限は医学部にかぎったことではないが、入学者の幅を著しく狭めることになった。とりわけ、医学教育の内容が実学的・自然科学的な方向へと向かい、学生にたいして自然科学の素養を求めたことと矛盾していた。十九世紀中期から、理数教育が充実している実科系中等学校から、医学部への進学を求める運動が何度か起こったが、医師はこの運動に一貫して反対した。なぜなら、エ

▼**人文ギムナジウム**　大学進学を目標にするドイツの九年制エリート中等教育機関。古典語を中心とした人格陶冶を謳い、帝政期には授業時間の半分以上がギリシア語とラテン語にあてられていた。この学校の卒業試験であるアビトゥーアに合格すると大学入学権が与えられた。

プロイセンにおける中等学校カリキュラムの変遷

	1882以前			1882			1892			1901			1924		
	H	R	O	H	R	O	H	R	O	H	R	O	H	R	O
宗教	20	20		19	19	19	19	19	19	19	19	19	18	18	18
国語	20	29		21	27	30	26	28	34	26	28	34	31	31	37
ラテン語	86	44		77	54	—	62	43	—	68	49	—	53	41	—
ギリシア語	42	—		40	—	—	36	—	—	36	—	—	36	—	—
古典語計	128	44		117	54	—	98	43	—	104	49	—	89	41	—
フランス語	17	34		21	34	56	19	31	47	20	29	47	15	27.24*	40
英語	—	20		—	20	26		18	25	—	18	25		20.23	22
現代外国語計	17	54		21	54	82	19	49	72	20	47	72	15	47	62
歴史・地理	25	30		28	30	30	26	28	28	26	29	32	31	33	36
数学	32	47		34	44	49	34	42	47	34	42	47	33	36	43
自然科学	14	34		18	30	36	18	30	36	18	29	36	18	25	35
理数計	46	81		52	74	85	52	72	83	52	71	83	51	61	78
つづり方	6	7		4	4	6	4	4	6	4	4	6	—	—	—
美術	6	20		6	18	24	8	16	16	8	16	16	14	18	18
音楽	—	—		—	—	—	—	—	—	—	—	—	4	4	4

数字は週当たり時間数の在学期間（9年間）の合計
H＝人文ギムナジウム，R＝実科ギムナジウム，O＝高等実科学校
＊いずれかを選択。

Herbert Christ/Hans-Joachim Rang, *Fremdsprachenunterricht unter staatlicher Verwaltung 1700 bis 1945*, Bd. Ⅶ, Tübingen, Gunter Narr, 1985, S. 23, 27, 34, 41, 47, 58, 75, 85, 90, 97, 109, 129, 131, 136, 148 より作成。

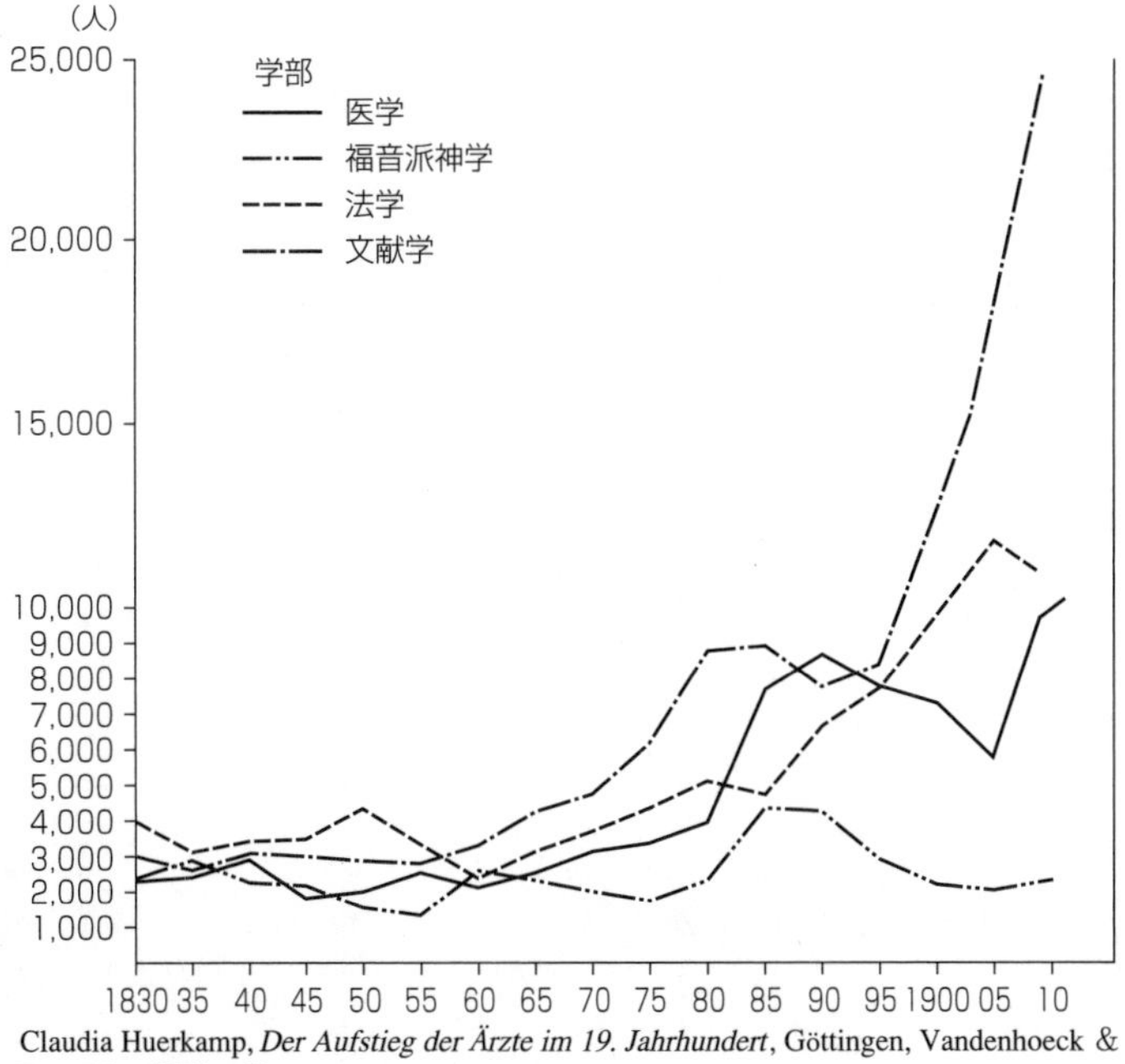

●ドイツの大学の学生数

Claudia Huerkamp, *Der Aufstieg der Ärzte im 19. Jahrhundert*, Göttingen, Vandenhoeck & Ruprecht, 1985, p.63.

リート校である人文ギムナジウム以外の中等学校から入学者を受け入れることで、医師が知識人エリートから脱落することが懸念されたのである。

しかし、医師の反対を押し切って、一九〇一年には実科ギムナジウム▲卒業生に、〇七年には高等実科学校▲卒業生にも医学部進学が認められるようになった。さらに、各邦で順次女性にも門戸が開かれるようになった。プロイセンでは一九〇八年から女子の医学部入学が認められている。

それでは、どのような家庭が医学部に子弟を送り込んだのであろうか。いくつかの統計から明らかなこととして、第一に、医師の子弟の比率が他学部に比べて顕著に高い。第二に、比較的収入の高い商工業者の子弟も多かった。他方、非大卒官吏や非大卒教員(初等学校・中間学校などの教員)の子弟の比率は低かったことも医学生の特徴である。つまり、主として、教育程度の高い家庭と裕福な家庭が、医学部に子弟を送り込んだのである。

では、開業医の経済状況はどうだったのだろう。開業医の収入について、全国的に体系立った統計は存在しないが、ここでは、一八八六年のハンブルク市の統計をみてみよう。同市では全納税者の八割強が年収二〇〇〇マルク以下で

▼実科ギムナジウム　人文ギムナジウムよりも実用的なカリキュラムをもつ九年制中等教育機関。ギリシア語が課せられないかわりに数学・自然科学、現代外国語の比重が高かった。当初は、大学進学に制限があったが、一九〇一年以降は医学部を含めてすべての学部への進学が認められるようになった。

▼高等実科学校　実科ギムナジウムよりもさらに実用的なカリキュラムをもつ九年制中等教育機関。古典語が課せられないかわりに、数学・自然科学、現代外国語科目が充実していた。一九〇一年以降、条件つきでしだいに進学可能な学部が増加した。帝政期には、これら三種の学校への進学率は数パーセントにすぎず、大学進学は狭き門であった。

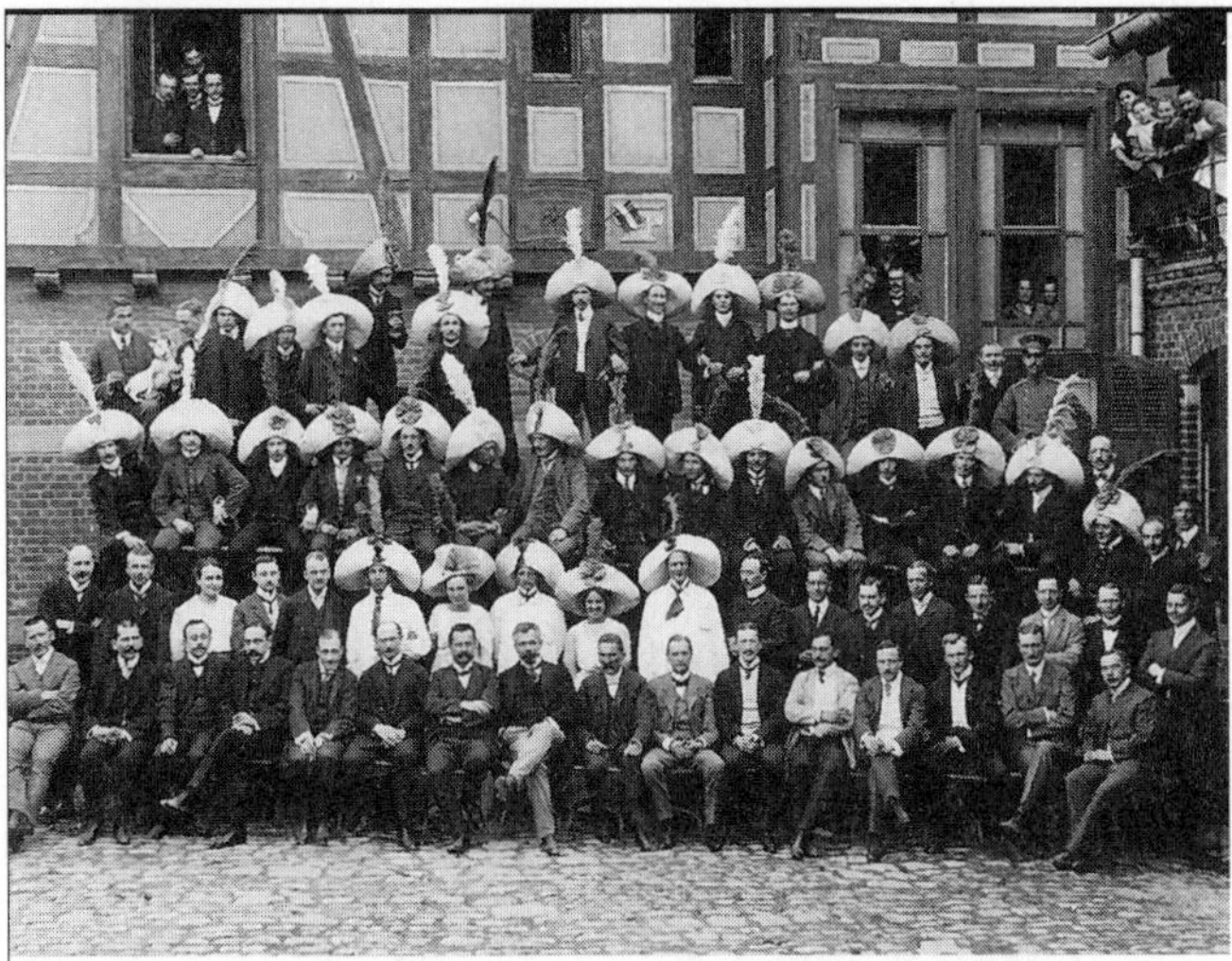

●——**テュービンゲン大学医学部専門課程に進学した学生たち**(一九〇七年)　この年、はじめて二人の女子学生をむかえた。

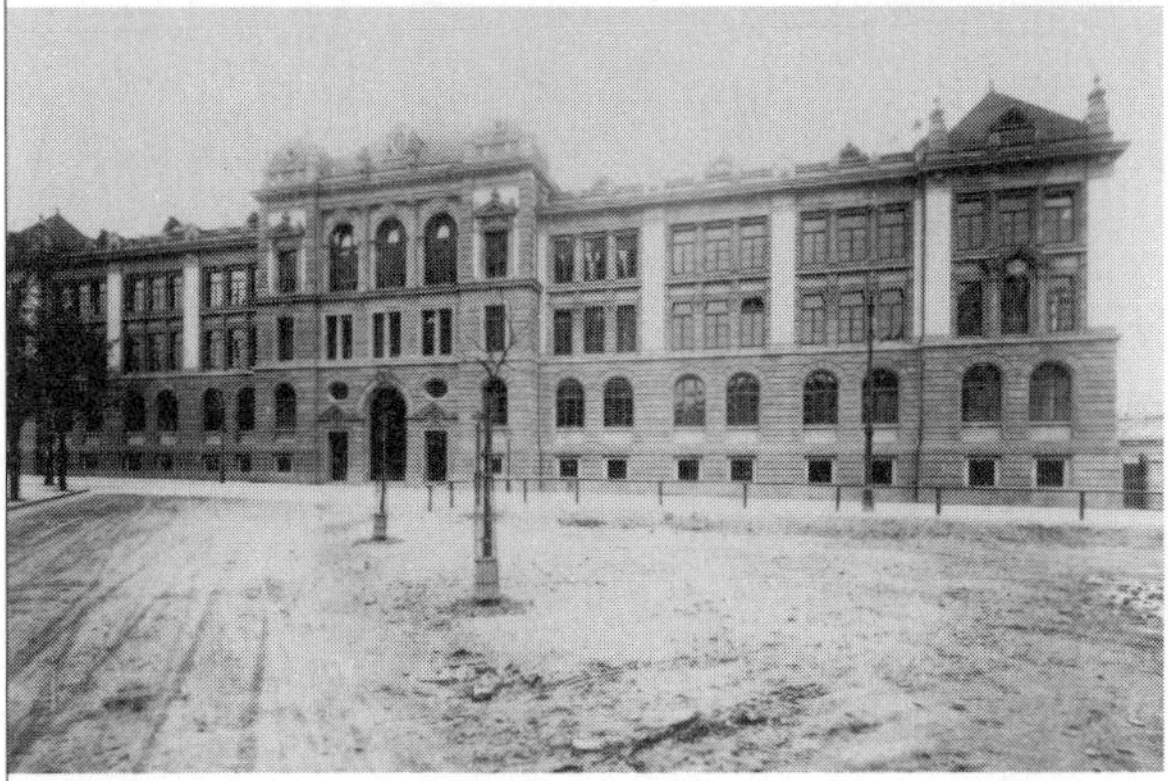

●——**シュトゥットガルトの名門ギムナジウム、エーベルハルト・ルードヴィヒ校**(創立一六八六年、一九〇三年に新築移転)

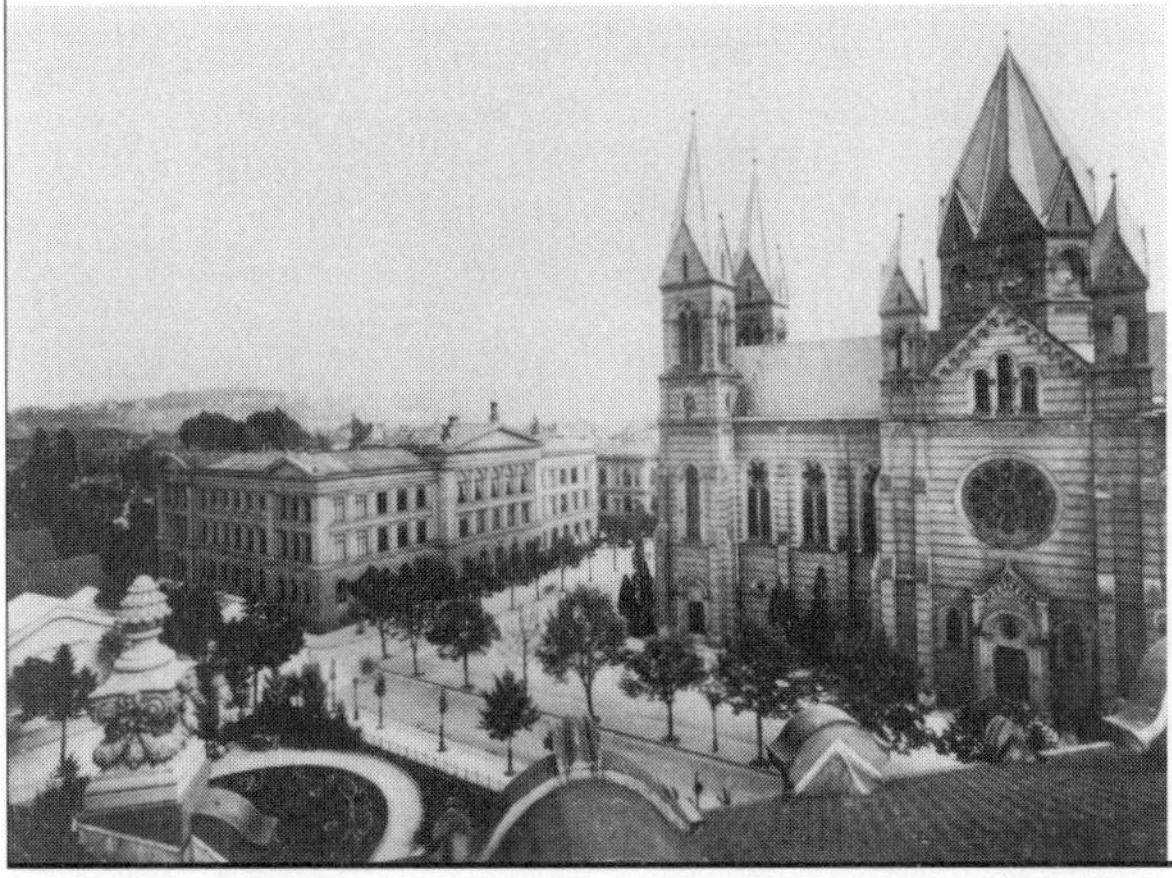

●——**シュトゥットガルトの新設実科ギムナジウム、ディルマン校**(創立一八八二年、左)

あり、三〇〇〇マルク以上の者は一割にすぎない。ところが、年収二〇〇〇マルク未満の医師は七%であり、約半数は年収六〇〇〇マルクをこえていた。年収が一万マルクをこえる者も二五%に達していた。このように、一般の人びとの収入と比較すると医師の収入は高額であり、ほかの大卒専門職と比べても、平均的には医師は高収入であった。一八九〇年代のプロセインでは、高級官吏の最高給額が七二〇〇マルク、判事で六六〇〇マルク、ギムナジウム教師では六〇〇〇マルクであった。

しかし、額面上の収入だけでは、ほかの専門職との比較をすることはできない。医師は、官吏のような年金制度の恩恵を受けていなかった。また、開業諸費用も自分で準備しなければならなかった。このため、大卒のほかの専門職と同等の生活水準を守るために、四十五歳から五十歳の医師では、年間八〇〇〇〜九〇〇〇マルクの収入が必要であるという主張もあらわれた。また、医師の地位が不安定であったことも否定できない。ある調査結果によると、開業後数年のあいだは経営が不安定である反面、いったん開業が軌道に乗ると、経営が安定するという実情が浮かび上がってくる。開業時にはかなり経営が不安定で、リスクがあったのである。

こうして、医師のあいだでは自分たちが貧困化しているという意識が強まった。とくに、一八八〇年代に医学生数が増大し、彼らが資格を取得するようになった世紀転換期には、医師過剰が叫ばれるようになった。

疾病金庫問題と圧力団体

しかし、医師が十分な報酬を受けていないという意識をもつようになった主たる根拠は、疾病金庫▲によって自分たちが搾取されていると考えたことであった。

まず、問題点の一つは、疾病金庫との契約を結ぶことが困難になっていたことであった。当時、多くの疾病金庫では、契約を交わした特定の金庫医による診療のみを保険診療扱いにしていた。このため、一方では、多くの疾病金庫と契約を結んで多くの固定した患者を獲得して、高額の収入をえる医師がいたが、他方では、疾病金庫と契約を結ぶことができずに患者を確保できない医師もおり、医師のあいだでの収入格差が拡大した。十九世紀末には医師数増加に

▼**疾病金庫**　労働者の自助的な組合として発足した地域疾病金庫が中心だった。その運営には保険料負担率に比例して、労働者側二にたいして雇用主側一の割合で委員が選ばれたため、労働者側の要求にそう運営がなされた。

より、医師と疾病金庫との関係では、疾病金庫側の買い手市場となり、厳しい条件を受諾する医師や、疾病金庫の方針に従順な医師だけを金庫医に任命することが可能だった。また、金庫の方針に従わない金庫医を解任することも容易であった。

二つ目の問題は、保険診療では、通常の個人診療の場合よりも安価な料金を設定することが多かったことである。多くの疾病金庫では指定した金庫医と契約を結び、担当する保険加入者数に応じて、年間の診療報酬を一括で支払っていたが、報酬が不十分なため、医師は保険診療と個人診療とで治療に差をつけた。このため、保険診療の場合、診療が不十分になる危険もあった。

当時、医師の社会的権威が上昇し、医師が患者にたいして優位に立つようになっていたものの、疾病金庫は医師にたいして優位に立ち、彼らの診療に干渉するようになった。金庫は運営上の理由から、安上がりな治療をすることを求めたため、患者にとって必要な治療を、医師が断念しなければならないことも起こってきた。

こうした疾病金庫は労働者によって運営されていた。医療の内容について理解できないうえに、社会的には自分たちよりも下位の階層である労働者から、自分たちが干渉を受けることを、多くの医師はこころよく思っていなかった。疾病金庫が社会民主党▲の影響下にあることを懸念する声もしばしば聞かれた。

こうして医師は、すでに一部の金庫で導入されていた医師自由選択制を、全面的に導入することを求めた。この制度では特定の金庫医を指定せずに、疾病保険加入者が自由に医師を選択できた。その結果、医師が疾病金庫にたいして従属する必要がなくなるとともに、特定の医師に患者が集中することを回避できると考えられた。

とくに一八九〇年代になって医師数が増加してくると疾病金庫問題は深刻な問題となってきた。そして、世紀末には、多くの地域で疾病金庫にたいしてストライキ戦術によって医師自由選択制の導入を訴える動きがあらわれた。しかし、一部の医師がストライキをおこなっても、スト破りをする医師のために、要求貫徹は難しかった。

そこで、一九〇〇年に疾病金庫問題と取り組むドイツ医師経済利益擁護連盟▲が設立された。しかし、こうした動きにたいして、経済的利益を優先する態度

▼社会民主党　ドイツの統一的な社会主義労働者政党。ビスマルクの社会主義者鎮圧法下では勢力を伸ばすことができなかったが、同法が失効したのち、労働者の支持をえて急激に勢力を拡大し、第一次世界大戦前には帝国議会で第一党となった。

▼ドイツ医師経済利益擁護連盟　医師と疾病金庫との交渉を優位に進めるために、労働組合をモデルに結成された医師の団体。

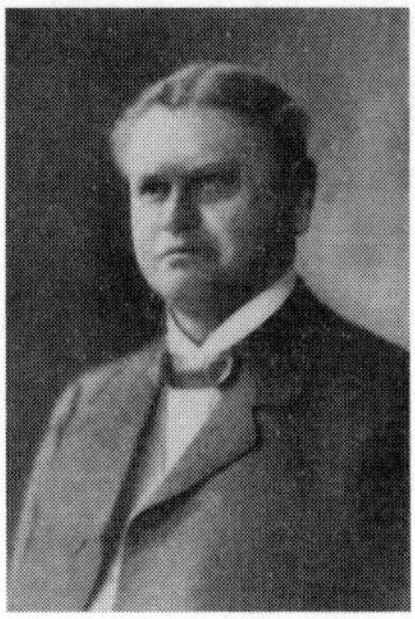

ヘルマン・ハルトマン（一八六二〜一九二三）　ドイツ医師経済利益擁護連盟の呼びかけ人。

▼医師名誉裁判所　倫理上の問題を起こした医師にたいする処罰をおこなうために、医師職業団体が設置した機関。ただし、帝政期においては主として同僚医師の利益をそこねる行為を罰することに重点がおかれていた。

は、人命を救うべき医師の倫理に反するものであり、とりわけ、ストライキ戦術は医師にあるまじき行為と反感をもつ医師も多かった。

それでも、経済利益擁護連盟の影響力はしだいに強まり、多くの開業医は同僚の圧力によって入会を強制された。しかも、いったん入会すると退会は非常に難しかった。退会者にたいしては、医師職業集団の利益に反するとして、医師名誉裁判所▲に訴えられることもあったし、このような法的措置をとるまでもなく、同僚医師との関係が悪化し、社会的にも不利になった。このように、連盟の方針に従わない医師に圧力をかける一方で、闘争金庫の資金を利用して、経済的に困難な状態にある医師がスト破りをおこなわないように、彼らを金銭的に支援したり、無料で職業紹介をおこなった。

この連盟の活動はしだいに成果をあげていき、二十世紀初頭には医師の立場は急激に強化された。収入面でも、ある調査によると一九〇〇年には平均年収が六〇〇〇マルクであったのが、一三年には一万マルクへと激増し、経済的に非常に恵まれた専門職となった。

社会的権威としての医師

十九世紀後半は社会の医療化が急激に進んだ時代でもあった。一方では保健・衛生思想の普及によって、下層民衆にまで医療への関心が高まり、他方では、疾病保険法制定に代表されるように、疾病保険制度が整備され、これまでは医療ケアを受けることが少なかった下層階層も、保健・衛生にかんして医師の監視のもとにおかれるようになった。

疾病治療の専門職として、医師は社会で受容され、疾病にかかったときには、医師の治療を受けることが常識化した。同時に、医師は尊敬の対象とされ、あるいは、健康の監視人として、畏怖の対象とすらなったのである。

しかし、その一方で、この時代に医師への反発も高まったといえる。スト戦術の採用は、医師の倫理性の重大な危機をまねいた。医師の出身階層はかならずしも教養市民にかぎられていたわけではないが、経済的に豊かな商工業者の子弟が多数おり、全体としては豊かな市民層の出身者が多かった。患者よりも社会的に優位に立っていた医師にとって、患者に配慮することなどは思いもよらなかったのである。

そして、医師は自分たちの威厳を維持するために、さまざまな方策をねっていた。十九世紀末に発行された新米医師向け指南書は、当時の医師の患者観を如実にあらわしている。曰く、医師は患者を診て即座に病状を把握するべきであり、診察に時間をかけるべきではない。もしも、診察に時間をかければ、患者が医師の診断能力に疑問をもつことになる。また、医師は判断のつかないことがある場合にも、そのむねを患者に知らせてはならない。医師の限界を患者に示すことになるからである。患者に指示を与えるときには、軍隊のような命令口調で話す。指示は的確で、必要な事項を忘れてはならない。次回の診察については、医師は指示しない。もしも、具体的につぎの来診日を指定すれば、医師が診察料を期待していると、患者に思われるからである。

必要な治療を貫徹するために、医師は患者に絶対服従を要求する必要があり、これらは、そのための権威を守る方策であった。社会的権威である医師は、患者の立場に立とうとはしていなかったのである。

患者にたいして医師が無神経であったことは、女性患者にたいする医師の態度にもよくあらわれている。十八世紀までは、女性は裸体を男性にさらすことが許されぬという社会通念が、医師と患者のあいだにも貫かれており、医師が女性患者の裸体を見ることは許されなかった。十八世紀末には、医療行為として患者の身体を観察するようになったが、医師には女性患者にたいする遠慮があり、婦人の羞恥心を傷つけないために、できるだけ目の助けを借りず、不必要に身体の部分を露出させず、見物人を遠ざけ、沈黙を守ることが医師に求められた。

しかし、十九世紀後半には、医師が女性患者の身体を観察することは、当たり前のことになった。女性が男性の前で自分の裸体をさらすことは、当時の社会常識では許されなかったが、医師は患者にこれを強要することができた。医師は、女性が診察のさいに見せる羞恥心を、根拠のない誤ったものであるとすら考えた。

この事実は、以前には社会通念の前に無力だった医師が、権威を獲得したことによって、社会通念をこえる存在になったことを示していると同時に、女性患者の立場を察することを拒絶した、男性本位の思考しかできなかったことを示している。

③—二つのオルタナティブ医療

ハーネマンとホメオパシー

すでに述べたように、ルネサンス以降の解剖学の進歩は、一部の外科治療を除くと、治療の実績には結びつかなかった。十八世紀の医療現場では、中世的な身体観・疾病観が崩壊しつつも、瀉血《しゃけつ》や強力な吐剤・下剤の利用などはあい変わらず盛んであった。このような治療法に対抗する治療方法が、十八世紀末から十九世紀前半のドイツでいくつかあらわれた。その共通した特質は、経験に立脚した治療を基礎にしながら、独自の身体観や疾病観を構築していることである。ここでは、科学的な医学の発展と医療の制度化が著しく進展した十九世紀後半から二十世紀初頭にかけてのドイツにおいて、大きな民間人組織を形成したホメオパシー▲と自然療法▲の二つの治療法についてみていくことにする。

ホメオパシーはハーネマン▲によって考案された治療法である。彼は一七五五年に磁器生産で有名なマイセンに、磁器の絵付師の息子として生まれた。苦学してライプツィヒ大学医学部に進んだが、文献による理論的な教育に偏った伝

▼ホメオパシー　ハーネマンが考案した治療法。薬物の振盪・希釈によって薬物がもつ潜在的なエネルギーを活性化させ、これを服用させることによって、活力を失った患者の身体に力を与えて疾病を根本から治療すると考えられている。

▼自然療法　プリースニッツによって考案された治療法。水を使った治療法に、食餌療法やハーブ療法を組み合わせる。疾病の原因を体内にある毒物に求め、水を利用してこれを除去する。医薬品は毒物と考えられ、いっさい服用させない。

▼ザムエル・ハーネマン（一七五五〜一八四三）　思弁的な医学に不満をもち、自らの実験・観察をとおして、ホメオパシーを打ち立てた。

生地マイセンにあるハーネマンの記念碑

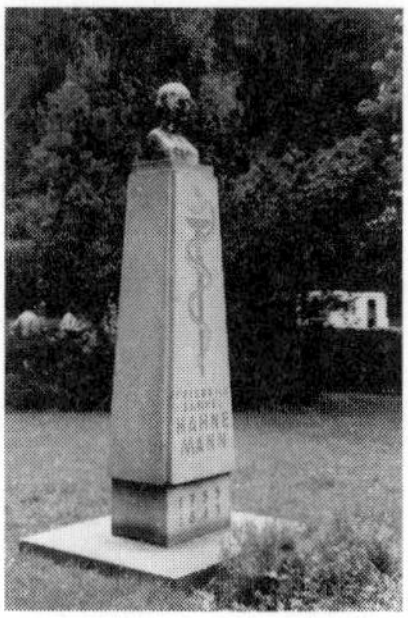

▼ヘルマン・ブールハーフェ（一六六八〜一七三八）　オランダ、ライデン大学教授。実践を重んじて、解剖学や生理学の研究成果を臨床経験と調和させようとした。

▼ヘラルト・ヴァン・スフィーテン（一七〇〇〜七二）　カトリック教徒であったため母国オランダでは公職につけなかったが、マリア・テレジアにまねかれてウィーンに赴き、彼女の侍従医になるとともに、ウィーン大学医学部の改革を断行した。

統的な医学教育にあきたらず、臨床的な教育を求めて、神聖ローマ帝国の首都ウィーンへでていった。ウィーンは、臨床研究が盛んだったオランダから、ブールハーフェ▲の高弟だったヴァン・スフィーテン▲をまねき、神聖ローマ帝国においては数少ない、臨床研究の盛んな地であった。ここでハーネマンは、著名な臨床医の指導を受けた。彼の周辺では臨床研究が重視されており、その門下生からは、当時のもっとも一般的な治療法であった瀉血に効果がみられないことを指摘する者が出現していた。その後、ハーネマンは一時期、オーストリア領であったジーベンビュルゲンで総督府つき医師兼図書館司書を務め、さらに、ドイツにもどって一七七九年に「痙攣《けいれん》の原因と治療」にかんする研究で医学博士を取得した。

翌年に彼は郷里近くの小都市で開業したが、その後もこつこつと研究を続けた。彼はかなり早い時期から同時代の医学には批判的であったようだが、開業による経験とその後の個人的な研究をつうじて、既成の医学への疑問はいっそう深まった。

一七八四年に出版されたハーネマン最初の著書では、瀉血にたいする厳しい批判が早くもあらわれている。その反面、民間に伝わる治療法の有効性を説いており、規範や習慣に縛られる教授や学者よりも、経験につちかわれた職人的外科医や民間人の能力を高く評価していた。

瀉血をはじめとする伝統的治療法に反対し、権威者を批判する彼は、新しい医療を模索しながら、侍従医、大学教授、市医▲などのポストを求めて、一〇年以上にわたってドイツの各地を転々としていた。結局、彼が望むような地位を獲得することはできなかったが、この間に、のちにホメオパシーとして体系化される医療の基本原則を発見した。

彼がホメオパシーの原則を発見したいきさつは次のようなものであった。彼はイギリスの著名な医学者カレン▲の著作を翻訳しているときに、マラリア特効薬として古来から知られるキナ皮が、胃の活動を強化する働きがあるという記述に出会った。このような薬効はこれまでまったく知られておらず、疑問に思ったハーネマンは、自らキナ皮を服用した。すると、発熱、悪寒、震えなど、マラリアに似た症状が短期間につぎつぎとあらわれた。彼は、数回にわたって投薬実験を繰り返したが、いつも同じ結果になった。

▼市医　市の医療・衛生を監視・統括する責任者。その都市の有力医師が任命されることが多い。郡医の場合と同様、公務を遂行する場合を除いて、医師として開業していた。

▼ウィリアム・カレン（一七一〇〜九〇）　神経力の低下が疾病の原因となると唱えた。

この事実から、ある疾病の治療薬を健康な人間に与えると、その疾病と類似の症状があらわれるというホメオパシーの考え方が生まれたのである。ハーネマンはキナ皮の実験結果を整理して、一七九六年に、著名なドイツの臨床医学雑誌に論文を掲載した。

その後もハーネマンはこの治療法をより発展させるために研究を重ねた。その結果、一八〇一年には、希釈によって薬効が高まることを明らかにした。ハーネマンによると、古来鎮痙《ちんけい》剤や鎮痛剤として知られていたベラドンナを、酒精（アルコール）で希釈して数分間振盪《しんとう》することによって、猩紅《しょうこう》熱の治療薬になるのである。当初、ハーネマンは希釈によって薬効が高まることを合理的に説明することができなかったが、のちには、希釈によって薬物がもっている潜在的な能力が高められると主張するようになった。

ハーネマンが提唱した希釈は、当時の常識を破るものであった。例えば、猩紅熱治療に使うベラドンナ樹液一グラーン（＝六五ミリグラム）は、すり鉢で細かい粉にして、水一〇〇滴と混合する。さらに、水五にたいして酒精一の割合で希釈した酒精溶液を三〇〇滴そそぎ、中身が混じり合うように長時間振盪す

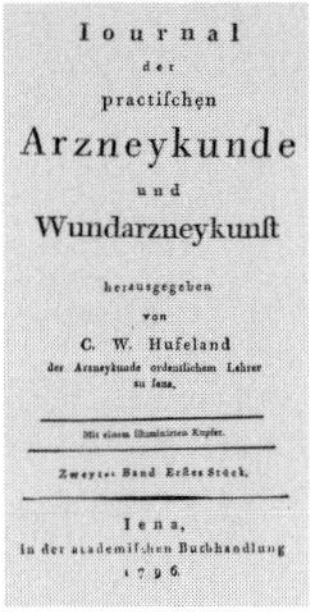
Iournal
der
practiſchen
Arzneykunde
und
Wundarzneykunſt
herausgegeben
von
C. W. Hufeland
der Arzneykunde ordentlichem Lehrer
zu Jena.
Mit einem illuminirten Kupfer.
Zweyter Band Erſtes Stück.
Jena,
in der akademiſchen Buchhandlung
1796.

ハーネマンがホメオパシーを発表した雑誌

る。この溶液一滴を同じ酒精溶液三〇〇滴と混合して振蕩する。この溶液をもう一度同じ酒精溶液二〇〇滴と混合して振蕩を繰り返す。こうしてできあがった薬を、ごく微量ずつ服用していくのである。

当時の医師のなかには、有効な薬物は多量に服用させたほうがよいという考え方が根強く、このようにごく微量の服用で治療効果が増大するというハーネマンの主張には反対する者が多かった。また、ベラドンナの例でも明らかなように、従来から知られている薬効とはまったく異なる薬効があるという点にたいしても、多くの反論が寄せられた。

ホメオパシーの基本的な考え方によれば、本来人間がもっている活力が減退することが、疾病の原因であり、表面にあらわれている症状に対応するだけでは、疾病を根本的に治療したことにはならない。ホメオパシーの薬剤は、表面にあらわれる症状を取り除くための対症療法ではなく、病気の根本原因を取り除くものである。すなわち、希釈と振蕩を繰り返すことによって潜在的な力を与えられた薬剤は、疾病を克服するために必要な活力を患者の身体に与えることになるのである。

したがって、ホメオパシーにおいては、正統医学におけるさまざまな疾病の分類は大きな意味をもたない。近代医学では、身体のある部位に疾病があり、それを取り除くための治療がおこなわれることになるが、ホメオパシーでは、症状があらわれる部位に疾病の根本原因があるとは考えないのである。表面にあらわれた症状は人間の活力の減退を示すものであり、活力を取り戻すことによって、はじめて疾病は根本から除去されるのである。

ホメオパシーの普及

当初、ハーネマンの主張を受け入れる医師は少なかったが、彼は研究成果を『オルガノン』▲にまとめて出版するとともに、ライプツィヒ大学で教授資格▲を取得して、私講師▲としてホメオパシー理論と治療法を教えるようになった。やがて、彼のもとには何人かの医学生が集まった。彼らはハーネマンに協力してホメオパシー理論にもとづく薬物実験をおこなって、新たな治療薬の開発に努めた。

ホメオパシー信奉者がある程度の勢力となると、これに反対する人びとの活

▼**『オルガノン』**　ハーネマンの主著で、繰り返し改訂された。生前四回の改訂版が出版され、二十世紀になってから、彼の遺稿をもとに第六版が出版された。

▼**教授資格**　博士学位を取得したのち、さらに教授資格申請論文を書き、模擬授業に合格した者に与えられる大学での教育資格。一般に、これを取得することが教授就任の条件となる。

▼**私講師**　教授資格取得ののち、無給で大学の講義・演習をおこなう。教授への登竜門となる。

▼**アンハルト＝ケーテン公国**　中部ドイツの小国。一八四七年に公爵家が断絶し、アンハルト＝デッサウ公国とアンハルト＝ベルンブルク公国の共同統治となった。なお、両国は一八六三年に統合されてアンハルト公国となった。

動も活発になった。とくに、ハーネマンが薬剤を自分で調合販売したことは、医薬分業の伝統があるヨーロッパにおいては、重大な問題となった。ライプツィヒ市の薬剤師たちはハーネマンの薬剤調合販売が違法であると訴え、裁判所は彼らの主張を認めた。結局、一八二一年にハーネマンはザクセン王国内での調合販売を禁止されるにいたり、同国内での治療は不可能になった。

このようなおり、アンハルト＝ケーテン公国▲では彼自らが薬剤を調合することを認めることになり、ケーテンに移住した。以後、一八三五年に二番目の妻であるフランス人のメラニーとパリに移住するまで、この地にとどまり、開業を続けた。ホメオパシー信奉者は各地からケーテンに集まり、ハーネマンの診察を受けた。

ホメオパシーが多くの人々に受け入れられるようになったのは、一八三〇年代のコレラ流行であった。当時の正統医学はいまだ効果的な治療法をえておらず、伝統的な瀉血や下剤の服用によって対応したが、患者の体力を消耗させることになり、症状をかえって悪化させた。しかし、ホメオパシーでは、自然治癒のために体力を温存することに力点がおかれたので、むしろ治癒率は高かった。多くの人びとは、コレラ流行の経験から、ホメオパシーが正統医学よりも治療効果が高いと認識するようになったのである。

ホメオパシーの普及とともに治療方法についても多様な考えが生まれ、ハーネマンの晩年には彼と弟子の医師たちのあいだに治療方法をめぐる対立が生じた。多くの医師たちが、正統医学との対話をふたたび模索したのにたいして、師であるハーネマンはこれを許さなかった。以後、ハーネマンの原理に忠実な原理主義者と科学的医学との融合をめざす科学主義者との二流派に分かれていき、それぞれ独自の発展をとげることになった。

プリースニッツと自然療法

自然療法は冷水を中心に、薬草療法や食餌《しょくじ》療法を組み合わせた治療法である。冷水を用いた治療は、古代ギリシアにもみられ、その後、ローマ時代から中世をへて、近世までは多くの医学者によって取り上げられてきた。十九世紀になると水治療は正統派医学からかえりみられなくなったが、その時代に、プリースニッツ▲は農民に伝わる治療法や自分の個人的な経験をもとに、水治療を

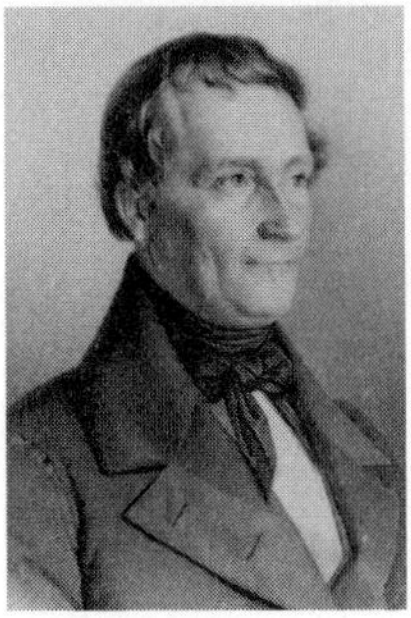

▼ヴィンツェンツ・プリースニッツ（一七九九〜一八五一）　当時はオーストリア領だった小村グレーフェンベルク（現在はチェコ領）に生まれ、一生をここで過ごした。

体系化した。

彼はほとんど文字を書けなかったため、自分の治療法にかんして著作で紹介することはなかった。今日に伝えられている治療法は、彼の治療に関心をもって集まり、その教えを受けた医師たちによって書きとめられたものである。

当時の農民のあいだでは、病気にかかった馬に、濡れた布を巻きつけ、さらにその上から乾いた布を巻きつけて汗をかかせる治療方法が知られていた。また、彼は少年時代に野生の動物が冷たい泉の水で傷を癒しているのを目撃し、清浄な冷水の治癒力に気づいた。

これらの経験を踏まえて、彼は冷水を使って自ら治療することを試みるようになった。十七歳のときに、彼は馬から転落する事故に遭って肋骨を骨折したが、濡れた布で胸部をおおうことによって自ら治療をおこなった。この事故のさいには、まず治療にあたった医師が完治不能と宣告したが、彼は一年にわたってこの治療法を続けて完治した。

水を使った治療を始めた当初は、プリースニッツは、もっぱら脱臼、打撲傷、切り傷のような外科的な治療に冷水を利用するだけであった。冷水を患部にそそぎ、濡れた包帯をあてることによって、彼は自宅で近隣の人びとの傷を治療した。このような非常に簡単な治療方法で傷を癒すことができたため、彼は「水の医者」と呼ばれていた。

その後、プリースニッツは、冷水をそそいだり、冷水湿布をあてることによって、肌の表面に発疹がでる反面、体内の痛みがおさまる場合があることに気がついた。こうして、彼は痛風の治療を始めたのに続いて、リューマチ、肝臓病、手足の腫《は》れや機能障害、胃病、痔、慢性便秘、神経衰弱などの治療方法を考案した。また、当初は、全身または部分の注水、湿布、水の服用、食餌療法による治療であったが、のちには全身を濡れた布でおおうことや入浴をすることによって発汗させる治療法も取り入れた。

プリースニッツの評判が高まるにつれて、彼への妨害もふえてきた。周囲の医師からは、無資格治療をおこなっていると訴えられている。しかし、水を使った治療は、医療行為にはあたらないと、彼は主張して切り抜けた。正統医学から認知されていなかったとはいえ、やがてプリースニッツの治療は社会的に受容されていき、彼の療養施設を訪れる人びとはしだいにふえていった。

プリースニッツの治療法を基礎づける身体観・疾病観は、極めて伝統的な体液病理学説にもとづいていた。彼によると、多くの病気は、体液が浄化されなかったり、血液が濃くなったり、薄くなったり、粘性をもったり、つまったりすることによって起こる。このような体液の悪化は、不適切な食事や食習慣、自然な生命力の誤用、医薬品などの毒物の服用によってもたらされる。悪い体液および血液や組織内に蓄積された薬物は、器官の規則正しい活動を妨げ、病気の原因となるのである。したがって、疾病を克服するためには、適切な栄養をとり、冷水を飲むことによって身体の内部から浄化を促進し、冷水浴をすることによって皮膚から身体の浄化を促進し、発汗を促すことによって身体を浄化させる必要がある。

しかし、体液病理学説に立脚しつつも、プリースニッツは、身体の回復力を奪うと考えたため、ヨーロッパで従来おこなわれてきた瀉血を避けた。また、彼は、医薬品を服用することによって、患者の器官の状況が不自然に変えられてしまい、水治療を難しくすると考えた。このため、患者が水治療をおこなっているときに医薬品を服用することを禁じた。そもそも、医薬品は器官に直接働きかけ、その部分において特定の疾病をなおすものであったが、プリースニッツがめざしていたのでは、疾病の治療ではなく、患者のトータルな健康の回復であった。

自然療法の治療法

つぎに、プリースニッツがおこなった治療方法をみてみよう。彼の治療の基本は、冷水湿布を用いて、機能を弱めるか、強めることにあった。機能を弱める治療の場合は、たびたび冷水湿布を取り替えたり、水をしみこませた海綿を使って皮膚をマッサージをする。湿布をあてたり、マッサージをする箇所の皮膚を露出させておき、水の蒸発によって、その部分を急激に冷やすのである。この治療法では肌からの刺激によって、その部分の血流を弱めて、神経の働きを抑えるため、脱臼、打撲、炎症の鎮痛効果、充血などによる痛みを抑制する。また、頭や首筋にこの治療をおこなうと、その部分の鎮痛効果だけではなく、全身の鎮静に効果がある。

一方、機能を強める治療では、しっかりと絞ったリンネルを、治療する部分

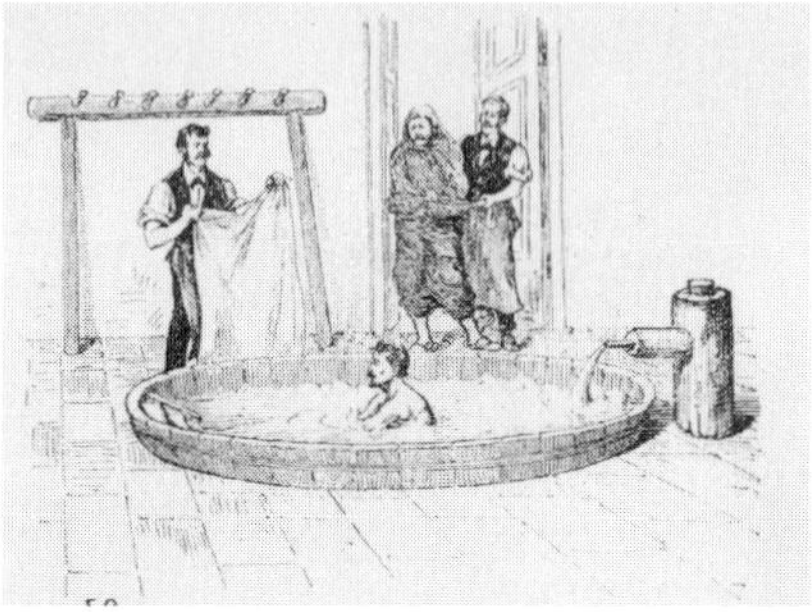

全身浴療法

の皮膚に巻きつけ、その上から乾いたリンネルを細く巻きつけておおった。長時間続ける場合には、さらに乾いたフランネルの包帯をその上からおおう。湿った包帯は、皮膚から血流を促進する刺激を与えることになり、充血反応が起こり、体が火照《ほて》ってくる。

全身浴療法では木製の浴槽に摂氏五度の水を張り、最初は患者の頭部と胸部を冷水で濡らす。それから患者をゆっくりと浴槽に身を沈めさせ、口元まで水に浸《つ》からせる。このとき、冷水に体を慣らせずに、いきなり浴槽に飛び込んではならない。全身浴の時間は三〇秒から一〇分で、この間、患者は激しく震え、寒さを感じる箇所を、両手で力強くこする。水浴後は、しっかりと水滴を拭き取る。この治療法は、力強い血行を促し、全身を暖める効果がある。

発汗巻包療法では、患者を発汗させるために、身体をかわいた毛布でくるみ、上から羽毛布団をかけた。そして、頭部にはかわいたハンカチを巻きつけた。皮膚の発疹、痛風結節、潰瘍などのさいには、患者の身体を毛布でくるむ前に、湿ったリンネルの包帯を巻きつけた。発汗を促進するために、毛布のなかで、患者は両手で胸部をこすり、両足をこすりあわせる。すると、一時間程

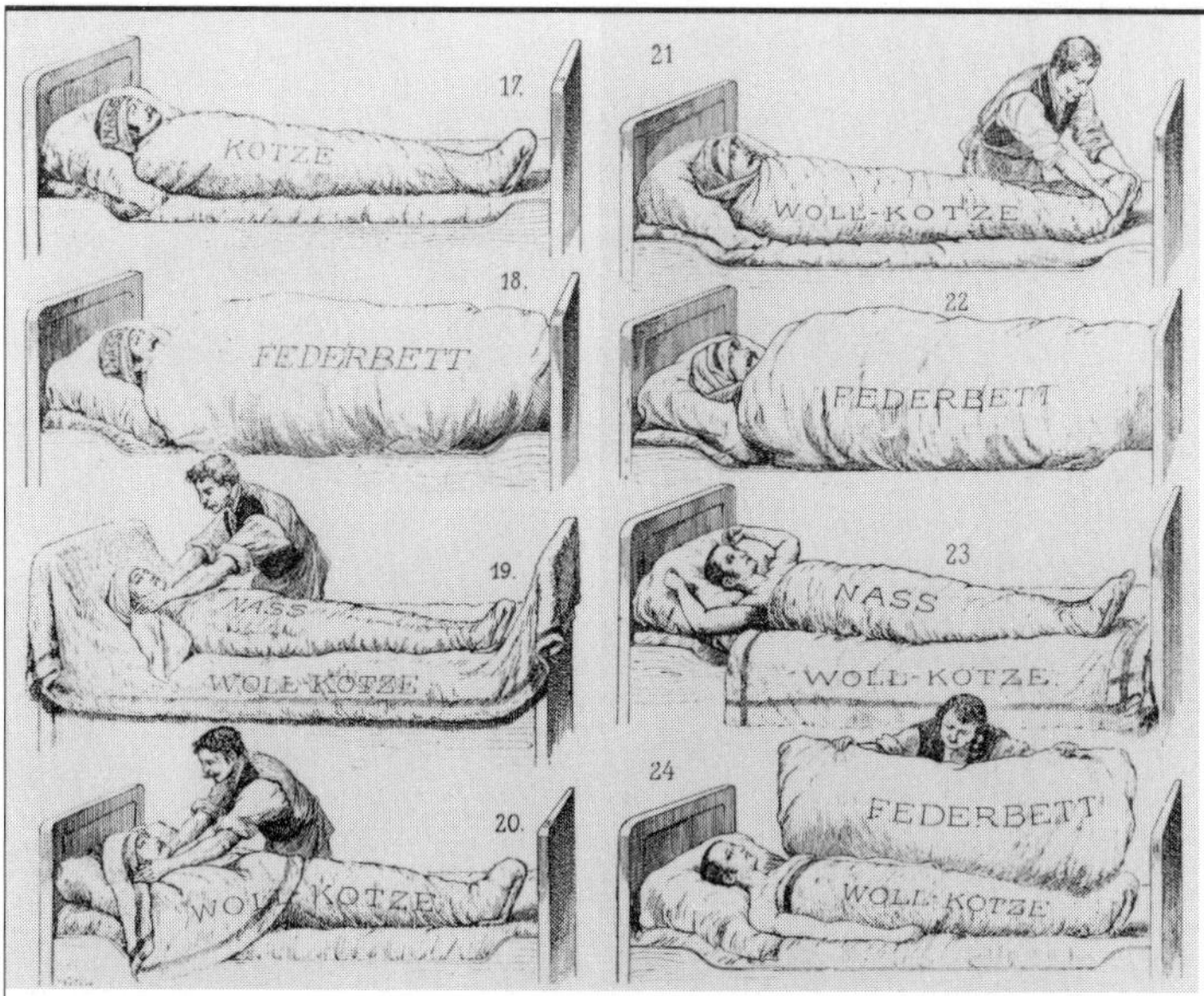

●—発汗巻包療法

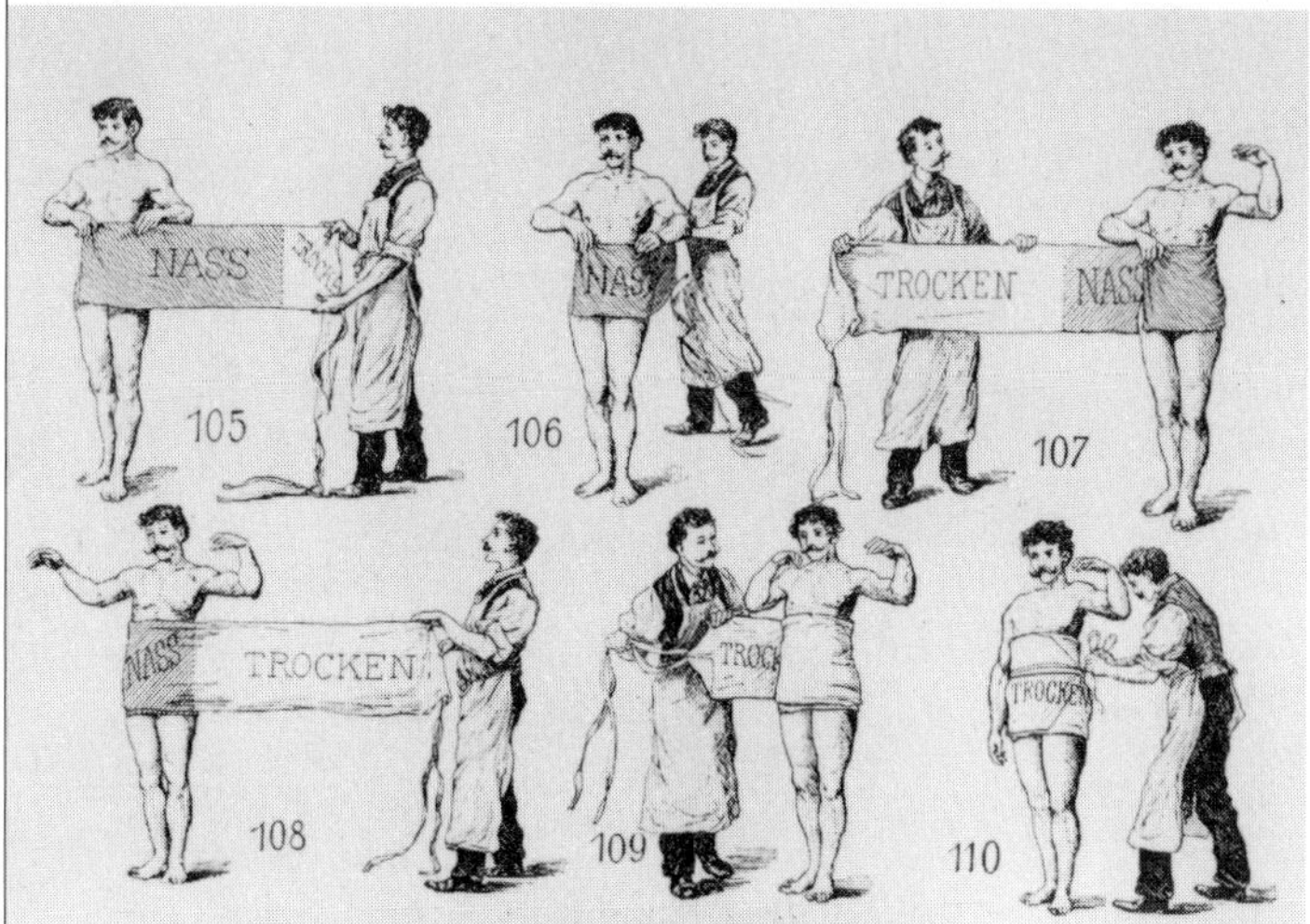

105–110. Die Leibbinde (Neptunsgürtel).

●—胴体部を対象とする水治療法（ネプチューン帯法）

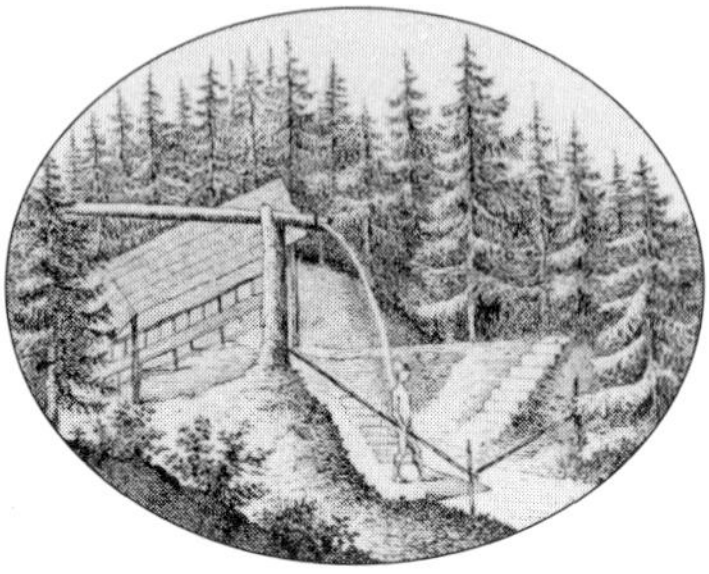

灌水療法　けわしい丘の上まで歩いて登り、呼吸と鼓動が鎮まってから冷水シャワーをあびる。

▼**アルノルト・リクリ**（一八二三〜一九〇六）　気温の変化による刺激が神経中枢に伝達し、ここから神経をとおして各器官や血管・リンパ管網に伝わると考え、外気の刺激による体内の活性化を思いついた。

度で激しい発汗が始まる。この状態を半時間から一時間続けて、この治療法を終了する。この間、患者は水分をとってはならない。発汗療法が終わると、冷水による全身水浴、冷水の洗浄、リンネルによる冷水摩擦のいずれかをおこなう。

こうした、水を利用した治療と並行して、彼の療養施設では食餌療法がおこなわれた。ただし、プリースニッツは、長期間の断食が、かえって身体がもつ治癒力を失わせることになると考えていたので、彼のおこなう食餌療法では、ワインを除くアルコール類、コーヒー、紅茶などが禁止された。また、肉食は認められていたものの、塩漬けと薫製は避けられた。外国製の調味料など、ドイツ人が本来は食べ慣れていないものも禁止した。

その他の自然療法

十九世紀後半から二十世紀初頭にかけてのドイツ文化圏では、これまでに述べてきた水治療法を中心とした自然療法以外にも、多くの治療法が考案された。スイスの染色工場主リクリ▲は、冷水による治療では快復しない疾病があることに気づき、大気浴と日光浴を試みた。当初、この治療法は自然療法信奉者のあいだでは懐疑的であったが、著名な自然療法医師ラーマン▲が彼の治療法を評価したことにより、一定の評価を受けるようになった。

　食餌療法を中心に考える治療方法も出現した。十九世紀段階で、最初に食餌療法を体系化したのは、プリースニッツと同じ村に住んでいた御者シュロート▲であった。彼は、温水による湿布と食餌療法を組み合わせる独特の治療法を考案した。彼の治療法では、まず三週間のあいだ、炭水化物のみを多めにとり、水分を控えめにする。これに続く五〜八週間には、非常に厳しい食事制限がなされる。すなわち、古くなって乾燥したゼンメル（丸パン）のみを食し、二〜五日間は、水分を摂取しない。そのあとで、渇きを鎮めるために、少量のワインを摂取する日を設け、さらに、一〜二週間の休息をとったのち、ふたたび同様の食事制限をおこなう。患者の状態に応じて、右に述べたような厳しい食事制限をおこなう時期と休息の時期を繰り返す。この間、夜間は全身を温湿布する。

　シュロートは体液説に依拠する身体観・疾病観を堅持し、慢性病などの疾病

▼ハインリヒ・ラーマン（一八六〇〜一九〇五）　自然療法治療をおこなった医師で、とりわけ食餌療法で成果をあげた。また、コルセットで腰を締めつけることが不健康であると主張し、衣料改革にも取り組んだ。

▼ヨーハン・シュロート（一七九八〜一八五六）　若いときに馬に踏みつけられて膝の関節を痛め、温湿布治療を独力でおこなって快癒した経験から、独自の治療法を発展させた。

の原因は、体液の劣化によって引き起こされるとみなしていた。そして、治療のためには、摂取制限や温湿布によって、体内を浄化する必要があると考えたのである。

彼の治療法は、プリースニッツの治療法よりも患者にたいして厳しい負担を求めていた。このため、彼の治療は不人気だったが、十九世紀末には、この治療法をサナトリウムで導入する医師もあらわれた。また、世紀末には、この食餌療法の効果を、科学的な見地から確認する医師もでてきた。こうして、シュロート式治療法も自然療法のなかに定着した。

これまで、水治療法、日光浴・大気浴療法、食餌療法について述べてきたが、これらはそれぞれ独立したものではない。プリースニッツの水治療法のなかにも、日光浴・大気浴療法、食餌療法が組み合わされていたし、シュロートの食餌療法には、水治療法が結合されていた。また、科学的根拠にもとづいて自然療法を展開したラーマンも、水治療法、食餌療法と日光浴・大気浴療法などを組み合わせていた。

④――民間人によるオルタナティブ医療運動

オルタナティブ医療の選択

十九世紀後半から二十世紀初頭にかけての近代医学の発達、および専門職としての医師の社会的影響力強化の結果、医療にたいする不満をもつ人びとはかえって増加した。庶民までもが医師の治療や監視を受けることになり、彼らの「常識」を破る、おどろおどろしい最新の医療や、その担い手である横柄な医師の態度に不信感をいだいたのである。

こうして、一八八〇年代ころから、多くの患者はホメオパシーや自然療法といったオルタナティブ医療に関心をもつようになった。自然療法信奉者の典型像として提示されるのは、正統医学の医師による治療で満足のいく治療効果をえられず、窮地に陥った患者が自然療法を試してみて、ようやく病を癒されるというものである。

例えば、ある自然療法信奉者はつぎのような手記を書いている。激しい吐瀉《としゃ》を繰り返した三歳の息子に、正統医学の医師であるホームドクターは、アヘ

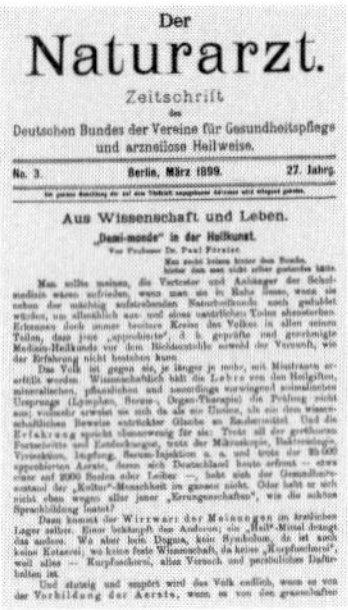
Der
Naturarzt.
Zeitschrift
des
Deutschen Bundes der Vereine für Gesundheitspflege
und arzneilose Heilweise.
No. 3.　Berlin, März 1899.　27. Jahrg.

Aus Wissenschaft und Leben.
„Demi-monde" in der Heilkunst.

自然療法の雑誌の表紙

ン、甘汞《かんこう》、カモミール茶を処方したが、まったく回復しなかった。この医師は、子どもの胃に負担にならないようにと、牛乳のかわりに子牛の肉汁のスープやオートミールを与えるようにと指示したが、男児の症状は改善されず、急激にやせ衰えた。四日目には幻覚があらわれた。

数日後、父親が帰宅してみると、男児が「死亡した」と、大騒ぎになっていた。医師には打つ手がなく、男児の顔にはすでに白い布がかぶせてあった。呆然としながらも、この父親は、スプーン一杯の新鮮な水を子どもの口に含ませてみた。しばらくすると子どもの青ざめた唇が動きはじめた。そこで、さらに新鮮な水を与えると、閉じられていた瞼《まぶた》が開いた。さらに、熱くした蒸しタオルで子どもの体を温め、そのあとで牛乳を与え、さらに、生の山羊の乳を飲ませた。もはや、吐瀉はなく、子どもは順調に快復した。これ以降、この家庭では、医師の診察を頼むことはなくなったが、子どもは健康に成長を続けたという。

ホメオパシー信奉者の場合も、正統医学によって癒されなかった病が、ホメオパシーによって完治したという経験が語られている。ある人物は、冬のある日、悪寒と頭痛とともに、食事も喉にとおらないほどの喉の痛みを覚えた。医師はさまざまな治療法を試みたが、結局は全快せず、扁桃腺切除手術も成功しなかった。しびれを切らしたこの患者は、友人に勧められたホメオパシーで自己治療することによって、ようやく完治した。彼は正統医学とは決別し、ホメオパシーの医師にかかるようになったという。

運動の組織化と活動

このようなオルタナティブ医療の信奉者たちは、各地で民間人協会組織を結成していった。民間人組織が整備されてくるのは、工業化と都市化が進んだ一八六〇年代後半以降であった。全国組織を先に整備した自然療法からみてみると、その先駆けとなったのが、ザクセン王国のヘムニッツで一八六八年に設立された自然療法協会である。

この直後から、ザクセン各地で地域協会が設立され、一八七二年にはザクセン王国レベルでの統一組織、ザクセン自然療法中央協会が生まれた。この団体が中心になって邦国レベルをこえた組織化に乗り出し、一八七七年には民衆健康維持協会を結成した。その後内部分裂の時期をへて、一八八八年には、ドイツ民衆健康維持・無医薬品治療協会同盟▲として統一された。

協会同盟の傘下にあった協会数は統一直後の一八八九年に一四二協会で、会員数約一万九〇〇〇人であった。その後、一九〇〇年には七七六協会、会員数約九万七〇〇〇人に増加し、一二年には、八八三協会で会員数は約一五万人に達した。

他方、ホメオパシー信奉者の民間人団体の全国的な組織化は自然療法よりも遅れた。地域ごとの団体はすでに、一八三〇年代に結成されていたものもあるようだが、大半の地域的な組織は、六〇年代ころから結成されはじめた。ヴュルテンベルク王国では一八六八年に団体が結成された。同年には七二人の会員を有したにすぎないが、一八八〇年には一八一七人に達した。このころから、地域で小さな支部協会が結成されはじめ、支部も含めた会員数は、一九一四年には会員数は約一万三〇〇〇人弱に達している。ほかにもハーネマン以来の伝統があるザクセン王国や、有力なホメオパシー信奉者がいたヴェストファーレン▲で、民間人団体が活発に活動していた。

▼ドイツ民衆健康維持・無医薬品治療協会同盟　ドイツ各地に結成されたプリースニッツ派の自然療法信奉者組織の全国同盟組織。とくに帝政期にはさまざまな治療法が考案されたが、治療方法の有効性をめぐってしばしば内部で対立する原因となった。

▼ヴェストファーレン　ウィーン会議後にプロイセン王国に編入された西部の州。

▼邦国　ドイツ帝国は二二の君主国と三自由都市からなる連邦国家であり、それぞれは邦国として、独自の政府、憲法、議会などを保持した。

▼ドイツ・ホメオパシー協会連盟　一九〇八年に結成された、ホメオパシー民間人協会の全国組織。

邦国▲レベルの協会を統合する全国的な組織は、ようやく二十世紀になって整備された。帝政期末の一九一〇年の統計によると、ドイツ・ホメオパシー協会連盟▲には、全国から上部団体一〇組織が参加していたが、傘下の地域協会数は二五〇で、その全会員は二万四〇〇〇人を数えた。

では、これらの協会はどのような活動を展開したのだろうか。ヴュルテンベルクのホメオパシー民間人協会では、会員にたいする教育活動として、多くのパンフレットが会員にたいして配布されている。さらに、一八七六年に創刊された月刊の機関誌は、第一次世界大戦末期から戦後の混乱期を除いて一九四〇年の廃刊にいたるまで、毎月定期的に刊行され、治療にかんする情報を提供しつづけた。

地域支部単位では、しばしば講演会がおこなわれ、ホメオパシーの実践的な治療方法が説明された。とくに、会員が実際に家庭で役立てることができそうなテーマとして、初期治療についての講演は繰り返しおこなわれていた。

ある地域支部では、ホメオパシーを知るための前提条件として、一般的な医学・衛生学などについても講演している。とくに、解剖学の知識が不可欠であ

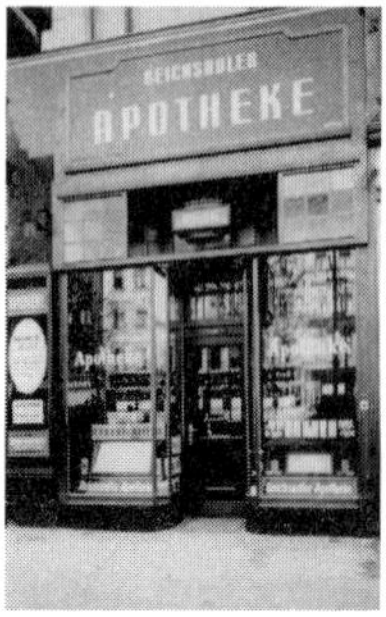

ホメオパシーの薬局

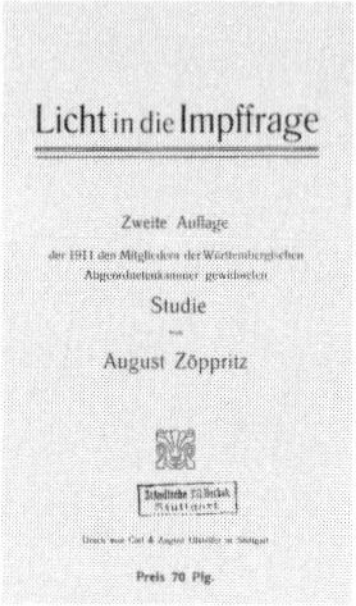

反種痘運動のパンフレット

ることが強調され、協会として解剖図、人体モデル、臓器モデルなどを購入して、講演のさいに利用している。

同様の講習会は、自然療法の民間人協会でもしばしば開催されていた。著名な治療師は、ドイツ国内ばかりか、オーストリア＝ハンガリー帝国やスイスにまで足を伸ばす講演旅行をおこなっていた。

また、セルフケアのために、ホメオパシーの地域協会では、家庭用の治療薬箱を保有し、必要なときに会員が利用できるようにしている場合もあった。ホメオパシーで利用する治療薬は、多様であり、これを家庭において常備しておくことは、非常に大きな経済的負担となった。しかも、大半の治療薬は、実際には利用することは少ない。そこで、協会がこれらの治療薬をそろえておき、必要が生じた場合には、会員がこれを利用できるようにした。実際には利用するかどうかもわからない治療薬を個人で購入するのではなく、会員の共有物として常備しておくのである。

また、民間人協会は、自分たちが信奉する医療の宣伝に力をいれるとともに、正統医学の批判をおこなった。機関誌では、毎号のように正統医学が誤っ

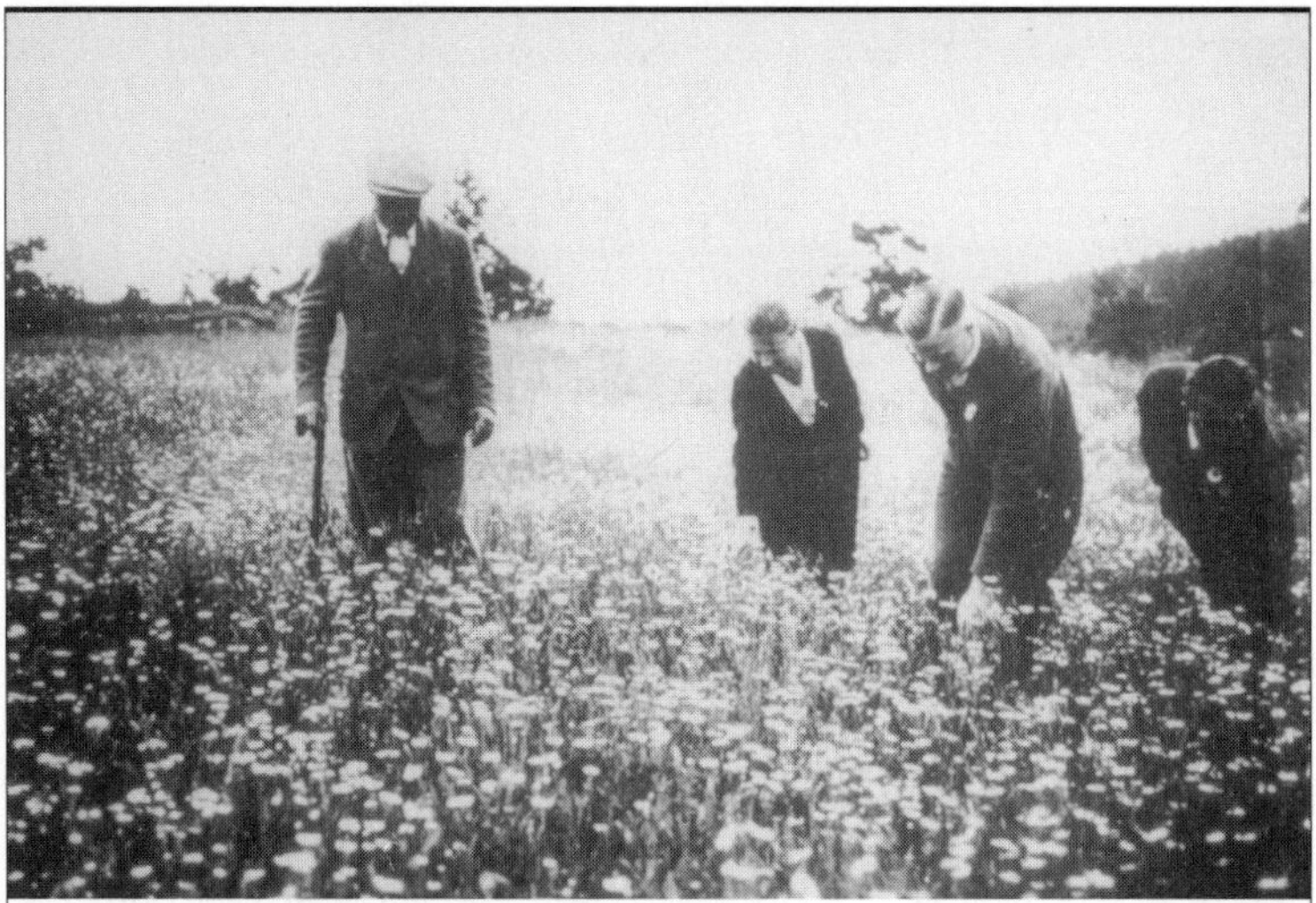

●ホメオパシー民間人協会の薬草採集ハイキング　協会ではホメオパシーだけでなく、幅広く医療にかんする啓蒙活動をおこなった。

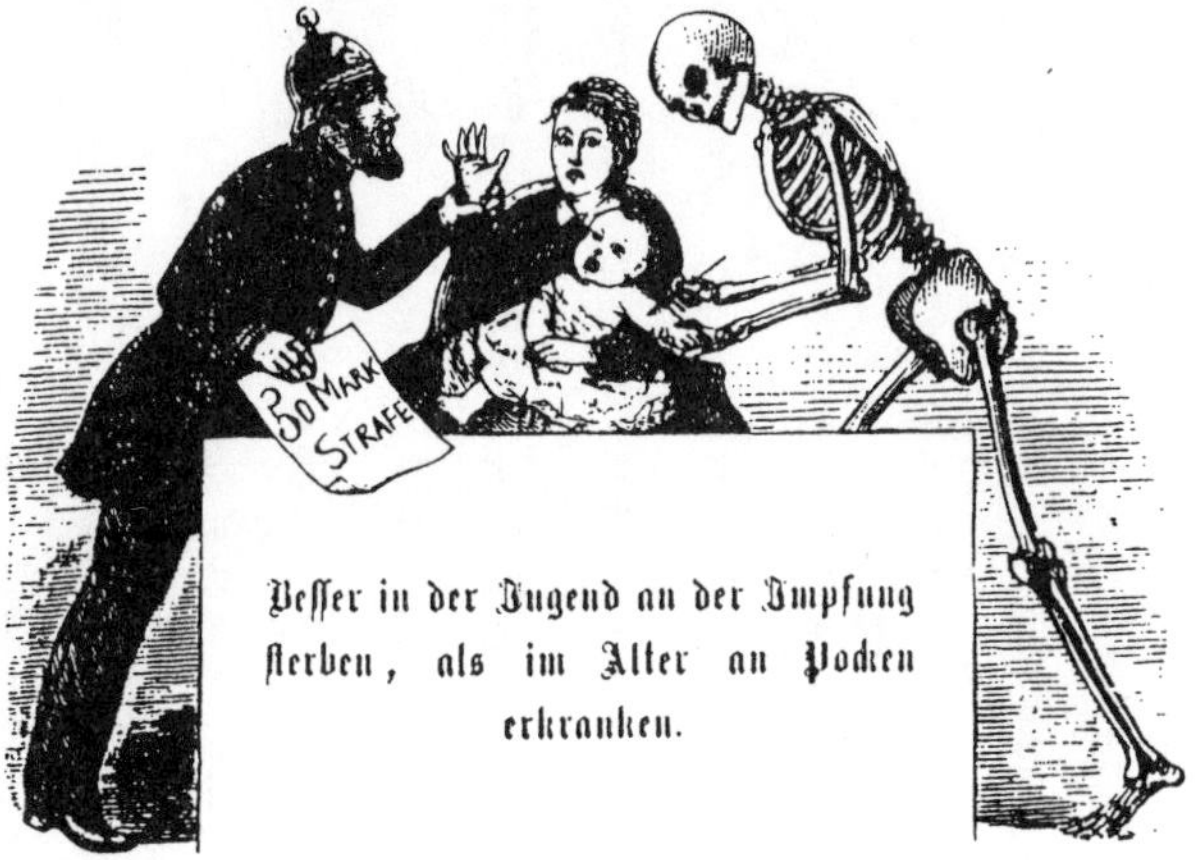
30 MARK STRAFE
Besser in der Jugend an der Impfung sterben, als im Alter an Pocken erkranken.

●ホメオパシー雑誌に載せられたカリカチュア　「老いて天然痘にかかるよりは、子どものうちに種痘で死ぬほうがましだ」といいながら種痘をする骸骨と、「種痘をさせなければ罰金刑だ」という警官にはさまれて困惑する母親。

図版 p.68右, p.69上：©Institut für Geschichte der Medizin der Robert Bosch Stiftung

▼**ドイツ・フランス戦争**　一八七〇年に、プロイセン王家ホーエンツォレルン家の支流にあたる西南ドイツ、ジグマリンゲン家の王子がスペイン王候補になり、その即位を阻止しようとしたフランスとプロイセンのあいだで起こった戦争。北ドイツ連邦に未加盟だった西南ドイツ諸邦国もプロイセン軍とともにフランスと対戦した。この戦争にドイツ側は勝利し、ドイツ帝国成立のきっかけをつくった。

た治療を続けていると繰り返し主張している。とりわけ、天然痘の予防接種である種痘に問題が多いことが、ホメオパシーでも自然療法でも取り上げられた。一八七〇年代から世紀末にかけて、ドイツをはじめ世界各地で種痘による副作用が大きな問題となっていたからである。

ドイツの場合、ドイツ・フランス戦争▲後に天然痘が大流行したため、一八七四年に種痘が国民に義務づけられた。しかし、その結果、子どもが種痘後に感染症にかかるという事故が続発したのである。また、種痘後にも天然痘に罹病するケースも続発した。その原因は、ワクチン製造、保存管理、接種方法などのまずさなどが考えられるが、ホメオパシーや自然療法の信奉者は、この事故を取り上げて、いかに正統医学が不十分な医療であり、医師たちの能力が低いかを強調し、他方で、自分たちの信奉する医療の優秀さを宣伝する材料とした。

自然療法士資格の創設

自然療法信奉者の民間人団体は、自分たちの受ける医療の質を向上させるために、治療をおこなう治療師の資格を整備しようとした。十九世紀前半から二十世紀初頭にかけて、自然療法の発展に重要な役割をはたした著名な治療師たちは、国家によって認知された資格はもっていなかった。しかし、彼らはそれぞれ独自の治療施設をもち、遠方からも患者を集めて、事実上、治療行為によって生計を立てており、職業的な治療師となっていた。

帝政期の自然療法を支えていたのは、こうした職業的な治療師であったが、その多くは医学教育を受けていなかった。有力な治療師は、教員、俳優などさまざまな職業から、職業的治療師に転向していた。

もちろん、こうした治療師と並んで、自然療法に共感する正規の医師も存在した。たしかに、こうした医師には特別な役割が与えられており、以下で述べる「自然療法士」試験の出題者には、かならず正規の資格をもつ医師が含まれていたし、自然療法士養成学校でも医師が講師として授業を受け持っていた。

しかし、自然療法を実践する医師と治療師が加入した自然療法士協会▲では、とくに医師が優遇されていたわけではなかった。むしろ、自然療法の普及に貢献した人物の多くが医師資格をもっておらず、実践の場においても、公的な資

▼**自然療法士協会**　一八九一年に協会同盟傘下の治療師が集まって結成されたが、入会資格が厳しく、治療師のなかで加入したのはごく一部であった。

格をもたない治療師のなかに評価の高い人物がいた。各地の民間人協会でも会員の治療に便宜をはかるために治療師を雇用した。

しかし、一八八〇年代後半から、治療師の技量に問題が多いことが、正統医学の医師たちから告発されるようになっていた。同時に、自然療法民間人団体のなかでも、不適切な治療をおこなう治療師が問題視されるようになった。このような状況は、自然療法の社会的信頼をそこねかねない危険をはらんでいたのである。

こうしたなかで、一八九〇年より、協会同盟では「自然療法士」試験を実施することになった。これは、自然療法についての治療能力を確認する検定試験的なものであり、理論的な知識、解剖学・生理学・病理学などの基礎医学的知識、自然療法の理論・臨床実践、食餌《しょくじ》療法、保健学、事故発生時の救急治療法などが出題された。二名の医師と一人の自然療法治療師が出題を担当した。

この試験に合格した者には、自然療法治療に必要な一定能力をもっているという保証が与えられた。そして、合格者名は協会同盟の機関誌において公表され、全会員に知らされることになっていた。つまり、協会同盟傘下団体の会員は、自分が治療を受けようとする治療師がこの資格を保持しているかどうかを確認することによって、その治療師の資質を知ることができるようになったのである。ただし、この資格も公的なものではなく、協会同盟のなかでのみ意味をもった。

しかし、この試験実施にあたって、執行部の独断によって試験委員が任命され、協会同盟大会では事後承認されたにすぎなかったため、協会同盟内部で執行部批判が起こった。さらに、協会同盟大会でも、試験合格に必要な知識を教育する機関が準備されていないという問題点が、傘下の協会から指摘された。

自然療法士養成学校

このため、一八九三年秋には、協会同盟と自然療法士協会によって、自然療法士専門学校が設立された。入学希望者にたいしては、入学試験が課せられた。入学試験に備えるために読むべきテキストとして、一般自然科学、化学、物理学、動物学、生理学、栄養学などの入門書とともに、著名な自然療法実践者の書物などが推薦されている。

学校設立当初は修学期間六カ月であったが、これでは不十分と判断され、翌年には、修学期間を九カ月に延長した。学校の授業内容は、基礎医学と自然療法の臨床授業に分けられた。基礎医学では、生理学と解剖学の授業がおこなわれ、骨格、靱帯、筋肉、内臓、器官の機能、呼吸、消化、血流、栄養など、臨床に必要な基礎知識が教授された。教員の一部は医師で、解剖学・生理学などを担当し、その他の科目は自然療法治療師が指導していた。

卒業にあたっては、協会同盟によって委託された複数の医師が出題する卒業試験がおこなわれた。生徒の能力と知識が自然療法士として十分な実力があることを確認されると、成績を記入した修了証を与えた。

ただし、この学校の運営は正統派医師によって妨害された。各地の医師名誉裁判所は、医師資格を有する者が、専門学校で医療教育をほどこすことを禁止したのである。このため、一九〇〇年に自然療法士専門学校は閉校に追い込まれた。医師名誉裁判所の判断は、明らかに自然療法民間人運動を抑制しようとする正統派医師の要求にそうものであった。しかし、その後、この学校は再開され、協会同盟によって運営されるようになった。

自然療法士専門学校で養成された自然療法士は、自然療法の治療師のなかでは、当面はごく少数にすぎなかった。しかし、ナチス▲期になるとあらゆる治療師はハイルプラクティカー▲の名のもとに統制されるとともに、国家によって承認された資格となった。そのさい、モデルとなったのは、従来からあった自然療法士資格である。新たに創設されたハイルプラクティカー資格は、戦後の西ドイツに継承され、今日では、自然療法、ホメオパシーをはじめとするさまざまなオルタナティブ医療の治療を担っている。

自然療法治療師と医師・患者

自然療法においては、医師よりも治療師が重視されていた。その理由は、いくつか考えられるが、まず、自然療法の枠組みを考案した創始者たちが民間人であり、民間人による治療が自然療法の出発点になっていたことである。他方、ホメオパシーは医学博士ハーネマンによって考案されており、医師による治療がホメオパシー治療の出発点となっていた。

また、自然療法の内容自体が、水治療法、食餌療法、大気浴・日光浴療法、

▼ナチス　排他的なナショナリズムとユダヤ人排斥を主張する政党。党首ヒトラーが絶大な権限を握り、一九三三年に政権を獲得すると独裁体制を確立し、反対派の排除、ユダヤ人の排斥、抹殺を実行した。一九四五年に第二次世界大戦に敗北し、政権は崩壊した。

▼ハイルプラクティカー　ナチス期以前には自然療法やホメオパシーなどでさまざまな治療師が乱立していたが、ナチスの強制的同質化により、ナチスに忠誠を示す治療師を一括してこの名称で統合し、これ以外の治療師の医療行為を禁止した。

薬草療法など、一般には「治療」とは考えにくい方法によって治療していたため、医師の役割が小さかった。無毒化されるまで希釈するとはいえ、さまざまな薬物を患者の体質や微妙な症状に合わせて投与するため、高度な専門知識を要するホメオパシーの場合とは事情が異なる。

さらに、ホメオパシーの信奉者が社会の中層以上を中心に広がっていたのにたいして、協会同盟系協会加入者は、労働者から中層までが中心であった。この階層は、医師を忌避して、治療師を好む傾向にあったことが指摘されている。十九世紀後半における社会の医療化によって、科学の成果と国家威信をまとった知的エリートたる医師が、下層階層の患者にたいして威圧的に振る舞い、優越感を背景に自分たちの市民文化を下層民に強制しようとした。その結果、下層民のあいだでは、自分たちと民衆文化を共有する治療師から治療を受けることが好まれたのである。したがって、中下層民衆を中心とする協会同盟としては、治療師は好ましい存在だったといえる。

しかし、治療師たちが、患者にとって、つねに好ましい存在だったわけではない。正統医学の医師たちは、自然療法治療師のいかさま治療の実態を告発したり、自然療法の治療効果にたいして異議を申し立てた。とくに、十九世紀末から二十世紀初頭の時期には、医師のなかから、「治療の自由」を制限し、医師が治療を独占するように主張する勢力が増加し、治療師批判が強まった。

自然療法の治療法を認めようとしないうえ、患者獲得のために競合していた正統医学の医師が、自然療法治療師を批判するのは当然であろう。しかし、協会同盟機関誌にも、治療師の行状を告発する記事が多数掲載されている。

治療をめぐるトラブルが多かったことは、別の点からも明らかである。一八九一年に自然療法士協会が結成されることになり、設立集会でつぎのような提案がなされた。自然療法士が治療を始めるにあたって、患者は、期待していたような治療効果があらわれなかった場合でも、治療師にたいして賠償を請求したり、治療師を告訴したりしないことを、書式に従って文書で誓い、最後にサインをさせるというのである。提案者は、これによって医師からの告発を防ぐことができると述べているが、このような提案がなされたことは、治療師と患者とのあいだで、治療をめぐるトラブルが頻発していたことを示すものであり、正統医学の医師が主張したように、彼らの治療がかならずしも効果的でなかったことを裏づけている。

ホメオパシー医の育成

ホメオパシーの民間人協会は、自分たちの受ける医療の質を向上させるために、医師の養成を支援した。ホメオパシーでは治療の中心は正規の医師、すなわちホメオパシー医であった。民間人協会のなかでも医師の影響力は大きかった。民間人協会が会員の治療に便宜をはかるさいに雇用するのは、通常は正規の医師でホメオパシー治療をおこなう者に限定されていた。ある地方協会では、近隣にホメオパシー治療師が開業するようになると、近隣在住のホメオパシー医と競合することを恐れ、治療師を排除しようとした。

ホメオパシー医は医学部において正統医学を学び、国家試験に合格した正規の医師であるが、ホメオパシー療法をおこなうために、ホメオパシー専門病院や、すでに開業しているホメオパシー医のもとで研修したり、場合によっては文献を独習することによって、ホメオパシー治療の知識を身につけていた。しかし、こうしてホメオパシー治療をおこなっていた医師は、帝政期にはドイツ全国で三〇〇人前後にすぎず、ホメオパシー医の不足は重大な問題であった。

ホメオパシー医不足を解消するために、ホメオパシー信奉者の民間人団体は、各地で大学の医学部にホメオパシー医学講座を設置するように運動した。当時のドイツでは大学を設置していたのは邦国であり、邦議会にたいして講座設置の請願書を提出している。ヴュルテンベルクの民間人団体は一八七二年、八七年、一九〇一年の三回、邦国唯一の総合大学であるテュービンゲン大学医学部にホメオパシー講座設置を求めて、ヴュルテンベルク下院議会に請願書を提出した。

これらの請願書は下院議会で審議され、王国文部省にたいして、ホメオパシー講座を設置するように勧告文を決議した。しかし、政府はこうした勧告書をつねに黙殺したため、講座設置は実現しなかった。同王国の王妃オルガ▲は有名なホメオパシー信奉者であったし、政府高官や有力貴族のなかにもホメオパシー信奉者はいたが、テュービンゲン大学側はホメオパシーにたいしては批判的であり、政府は大学側の要求を聞き入れていた。このように、ヴュルテンベルクでの講座設置要求運動は実を結ばなかった。帝政期にはバイエルンやザク

▼**王妃オルガ**（一八二二～九二）　ロシア皇帝ニコライ一世の娘。一八四六年にヴュルテンベルクの皇太子カールと結婚して、ヴュルテンベルク皇太子妃、六四年にカールの戴冠により王妃となる。

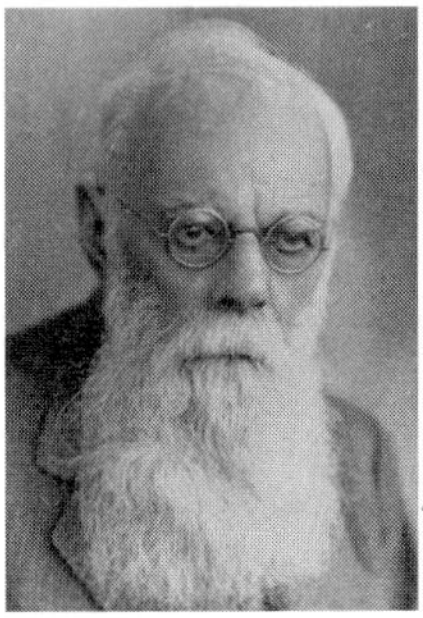

エーミール・シュレーゲル（一八五二〜一九三四）　ホメオパシー民間人協会に協力した医師。

センなどでも同様の運動があったが、要求を実現できた地域はなかった。

ホメオパシー信奉者民間人協会が実際に成果をあげた活動は、医学生への奨学金付与である。ヴュルテンベルクの協会では一八八〇年に医学生への奨学金基金をつくり、将来ホメオパシー医として開業することを約束した医学生にたいして奨学金を与えた。一八八二年に最初の奨学生を採用してから、一九二一年に奨学金財団が破綻するまでのあいだに、三六人が奨学金を受け取り、このうち一三人が実際にホメオパシー治療をおこなう医師になった。

民間人協会の奨学金は、医学部修学に必要な経費をすべてまかなうほどには高額でなかったが、小学校教員の子弟などに医学部進学の道を開いたのである。

ホメオパシー病院建設

ドイツにおけるホメオパシー病院は、いくつかの地域で開設されていたが、かならずしも、十分な成果をあげることができなかった。ホメオパシー医療は行政側から公認されておらず、公的な援助を受けることが難しかった。しかも、ホメオパシー治療がその特徴を発揮するのは、慢性病治療であり、他方、感染症などでは正統医学のほうが即効性があったため、ホメオパシー病院の利用者は、おのずからかぎられていた。その結果、多くのホメオパシー病院は財政難に陥ったのである。しかしながら、ホメオパシー医やホメオパシー信奉者からは、ホメオパシー病院を求める声が絶えずあげられていた。

ヴュルテンベルクのホメオパシー民間人協会は、一九〇一年からホメオパシー病院建設に向けて募金活動を開始した。きっかけは、シュトゥットガルトでホメオパシー治療の拠点であったディアコニー▲病院の院長が前年に急死し、同病院でのホメオパシー治療が不可能になったことであった。それまでの三〇年近く、ホメオパシー医であったこの院長のもとで同病院は西南ドイツのホメオパシー治療、教育、研究の中心であった。しかし、後任の院長に決まったのは正統医学の医師であり、ホメオパシー治療の拠点は失われた。

ヴュルテンベルクのホメオパシー民間人協会は、首都シュトゥットガルトに新しい病院を建設するための募金活動に取りかかった。彼らは、当時の支配的な医学を締め出して、ホメオパシーが治療の根幹をなしている病院をつくり、

▼ディアコニー　物質的・精神的貧困や社会問題を解決するために結成されたルター派教会の組織で、医療・福祉活動などをおこなっている。

▼ヴュルテンベルク・ホメオパシー医協会　ドイツ全国のホメオパシー医が加入したドイツ・ホメオパシー医中央協会の支部。会員は帝政期からヴァイマル期にかけて二〇人前後だった。

院内でホメオパシー医学の研究と若いホメオパシー医の育成をおこなうことをめざした。

しかし、この活動は意外な方向へと展開していった。一九〇四年に、同じシュトゥットガルトにホメオパシー病院協会が設立され、ホメオパシー民間人協会とはまったく無関係にホメオパシー病院建設のための募金活動を始めたのである。この組織も表向きはホメオパシー信奉者の民間人が代表者になっていたが、実質的にはヴュルテンベルク・ホメオパシー医協会▲が活動の中心であった。ヴュルテンベルクのホメオパシー民間人協会とホメオパシー医協会は、それまでにも活動方針をめぐってさまざまな対立があった。病院建設運動では民間人協会の活動が先行していたが、ホメオパシー医協会はあえてホメオパシー民間人協会に協力せず、独自の運動を開始したのである。これまで水面下で対立してきた両者の衝突は明白になった。

二年後に両者は和解して、共同で募金を続けることになったが、結果的にはホメオパシー医協会が進める病院協会の活動にホメオパシー民間人協会が組み込まれることになった。民間人協会は募金を集めるためのマシーンとなり、病

▼ロベルト・ボッシュ（一八六四〜一九四二）　エンジニア・企業家。自動車エンジン用の高圧電磁点火装置を開発し、のちには自分の企業を総合電器メーカーに成長させた。

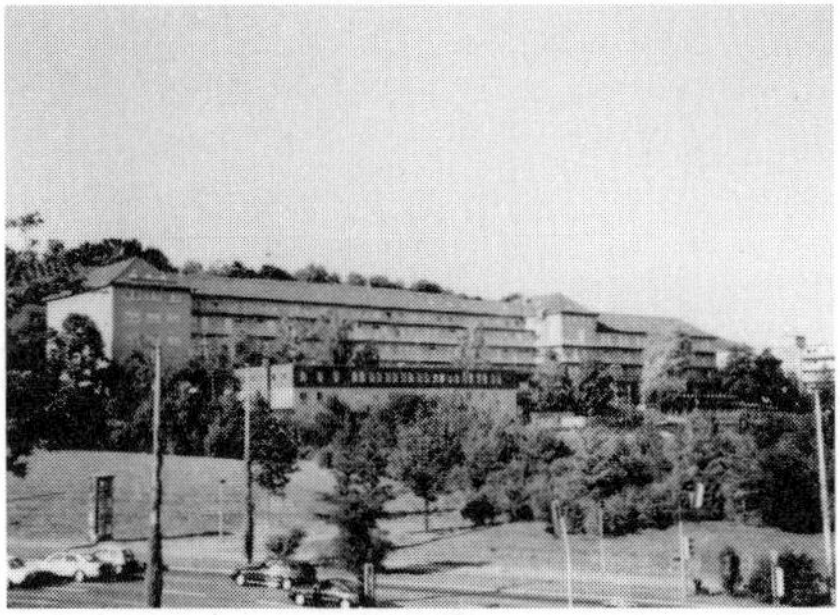

ロベルト・ボッシュ病院

院建設にかんしては独自の活動をすることは不可能になった。その見返りとして、ホメオパシー民間人協会の会員は、病院利用権をえることになっていた。

しかし、ホメオパシー病院協会もホメオパシー民間人協会も、十分な病院建設費用を集めることはできなかった。ホメオパシー信奉者でもあった企業家ボッシュ▲の資金援助を受けて、第一次世界大戦直前にはシュトゥットガルト市の郊外に病院用地を購入したが、戦争によって建設工事は中止された。戦後、インフレによって基金は破綻し、結局は、病院用地を売却して、市内の中古ビルを改装してシュトゥットガルト・ホメオパシー病院の開設にこぎつけた。ただし、この病院は手狭で、最終的にはボッシュの出資によって一九四〇年に新たな病院を建設した。新病院の経営はボッシュ社がおこない、病院名もロベルト・ボッシュ病院と改称された。こうして、民間人協会の活動に始まった病院建設運動は、民間人協会の手を離れ、一企業人が経営する病院となって結実した。その後、もはや、民間人協会がホメオパシーの世界で重要な役割をはたすことはなくなったのである。

西洋医学の深層

今までにみてきたホメオパシーや自然療法の民間人運動が、ドイツにおいて活発だったのは十九世紀末から二十世紀初頭の時期であった。これは、ドイツ医学がまさに世界をリードした時代であり、さらに、疾病《しっぺい》保険制度、病院などの医療施設、医療にかんする法制度、学校での衛生教育などの整備にともなって、社会の医療化が進んだ時代であった。この時代、一般の人びとも科学的になった正統医学、すなわち近代医学の成果を享受するようになった。しかし、正統派医師が過信していたほどに近代医学が万能だったわけではなく、近代医学とこれをあつかう医師にたいする不満も増大していったのである。

人びとが医療に関心をもつ時代にあって、近代医学に不満をもつ人びとは、自分たちの納得できる医療を選び取ろうとした。それがホメオパシーや自然療法だった。これらの医療は、正統医学側から攻撃され、国家の支援を受けることが困難であっただけに、その信奉者たちは、自分たちが信奉する医療を、よりよい状況で享受できるように、さまざまな努力をはらわなければならず、そのために民間人協会を組織していった。

ただし、二十世紀初頭以降、ホメオパシーにおいてはホメオパシー医が、自然療法においては自然療法士が、それぞれ治療の専門化としての地位をかためていくにつれ、民間人組織の影響力は弱まっていった。とりわけ、ナチス期にハイルプラクティカーは統制と引き替えに、職業資格として国家に認定されたため、民間人協会が資格に関与する余地はなくなった。今日でも、ホメオパシーや自然療法の民間人協会は存続しているが、もはやかつてのような社会的な影響力はもっていない。

ところで、ホメオパシーや自然療法の民間人協会が活発に活動したのは、森鷗外や北里柴三郎らがドイツに留学していたのと同じ時代でもある。しかし、日本人はドイツからホメオパシーや自然療法を学ぼうとはしなかった。日本人が学ぼうとしたのはドイツの正統医学であったから、オルタナティブ医療には関心がなかったのは当然であると読者は考えるかもしれない。しかし、正統医学とオルタナティブ医療のあいだの線引きは決して明確ではなかったし、対立局面だけではなかった。

ホメオパシーにおいて、民間人協会と医師協会のあいだに対立があったことはさきに述べたが、その反面、ドイツ・ホメオパシー医中央協会▲はドイツ医師協会連合▲との妥協を探っていた。帝政期において、ホメオパシー医は、ドイツ医師経済利益擁護連盟の会員として、正統派医師と一緒にストライキに参加していた。第一次世界大戦後に専門医制度が整備されるようになると、ホメオパシー医を専門医と同格にあつかうようにと医師協会連合に求めるようになった。専門医制度の整備によって、一般医が特殊な治療法などを明示することが、医師協会の禁じる宣伝行為とみなされるようになり、「ホメオパシー医」を名乗ることが困難になったためである。

ホメオパシー医協会は、医師協会連合との妥協を探りながら、自分たちの要求を実現しようとした。その過程で、これまでのように民間人協会の機関誌に、正統医学攻撃の記事を書くことをひかえるようになった。当然のことながら、この戦略によって、ホメオパシー医協会とホメオパシー民間人協会のあいだは、いちだんと疎遠になった。つまり、自分たちの生き残りのために、ホメオパシー医たちは、民間人団体の力を利用する攻撃的な道を選ばずに、同業者である正統派医師との関係を修復する妥協的な道をとったのである。

▼ドイツ・ホメオパシー医中央協会　一八二九年のハーネマン博士学位取得五〇周年記念祭を準備した弟子たちが中心になって、一八三二年に結成したホメオパシー医の全国組織。帝政期からヴァイマル期にかけての会員は、三〇〇人程度であった。

▼ドイツ医師協会連合　各地域で結成された医師協会の全国連合組織として一八七三年に結成。医師の社会的地位の向上に取り組んだ。帝政期末には約二万五〇〇〇人の会員を擁した。これは、ドイツの臨床医の七七％にあたる。

他方、正統医学の側も決して一枚岩ではなかった。正統派医師の一部は、自然療法を部分的に評価して、実際の治療にも取り入れていった。ヴァイマル▲期の医師協会連合執行部は、ホメオパシーの治療法には批判的であっても、職業集団としての医師が分裂することを懸念し、ホメオパシー医の特殊な地位を認めようとした。

そもそも、正統派医師の多くは先端的な研究の方向性に懐疑的であった。世紀末の先端医学であった細菌学にたいする批判は多方面からみられた。専門分化にたいしても、同時代の多くの医師は否定的であった。ほかの医師よりも専門医が高度な医師であるという一般的な認識にたいする反発もあったが、「木を見て森を見ない」専門医のあり方にたいする疑問の表明でもあった。一人の患者全体を把握しなければ、患者の健康を守ることができないという意識を多くの医師が共有していたのである。この主張は、ホメオパシーや自然療法とも親和性をもっている。

日本人は、ドイツの最先端医学を日本に持ち帰り、これこそが、ドイツの医学であると考えた。しかし、ドイツの医療は、最先端医学だけで成り立ってい

▼**ヴァイマル共和国**（一九一九～三三年）　一九一八年のドイツ革命によって帝政が打破されたのちに成立した共和国。一九三三年にナチスの政権獲得により瓦解した。

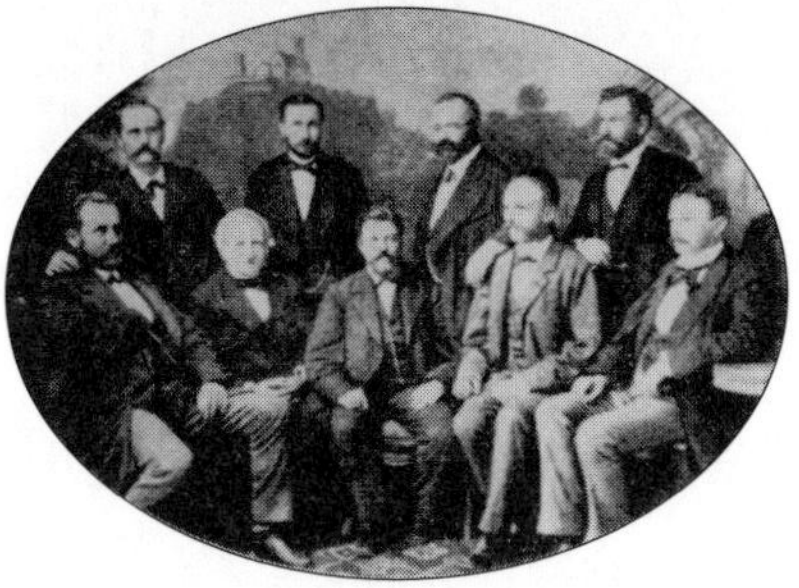

ドイツ医師協会連合の理事たち（一八七八年）

たわけではない。ドイツの医学教育の基本は、実践的な一般医、つまりは開業医の養成であった。このステップをきちんと踏んだうえで、細菌学や免疫学などの先端の基礎研究、高度に専門分化した専門医への道が用意されていた。同時に、近代科学の枠組みからはみだした医学であるホメオパシーや、民衆のあいだで伝わってきた知識を体系化した自然療法など、さまざまな治療法が高度に発達した。

ヨーロッパは世界中が享受している近代文明を生んだ地域である。しかし、ヨーロッパの近代社会が近代一色にぬりつぶされていたわけではない。ヨーロッパ社会では、古いものと新しいものが対立しつつも共存し、たがいに影響を与え合っていた。日本においては近代化と西洋化が同義語であり、われわれは「近代＝ヨーロッパ」という図式で物事を考えがちである。しかし、近代ヨーロッパの医療をみてきて明らかになったのは、その重層性であり、ヨーロッパは自らが生み出した近代の限界が見えたときに、その限界を乗りこえるための新たな選択肢を自らのなかに見出すことができたのである。

参考文献

エルヴィン・H・アッカークネヒト（舘野之男訳）『パリ病院　一七九四〜一八四八』思索社　一九七八年
エルヴィン・H・アッカークネヒト（舘野之男ほか訳）『ウィルヒョウの生涯』サイエンス社　一九八四年
上山安敏『ウェーバーとその社会』ミネルヴァ書房　一九七八年
潮木守一『ドイツ近代科学を支えた官僚』（中公新書）中央公論社　一九九三年
小川鼎三『医学の歴史』（中公新書）中央公論社　一九六四年
川喜田愛郎『近代医学の史的基盤』上・下　岩波書店　一九七七年
倉田聡『医療保険の基本構造』北海道大学図書刊行会　一九九七年
坂井建雄『謎の解剖学者ヴェサリウス』筑摩書房　一九九九年
チャールズ・シンガー／E・アシュワース・アンダーウッド（酒井シヅほか訳）『医学の歴史』全四巻　朝倉書店　一九八五〜八六年
竹中亨『帰依する世紀末』ミネルヴァ書房　二〇〇四年
バーバラ・ドゥーデン（井上茂子訳）『女の皮膚の下』藤原書店　一九九四年
成瀬治・山田欣吾・木村靖二編『ドイツ史』2・3巻（世界歴史大系）山川出版社　一九九六〜九七年
ウィリアム・ハーヴェイ（暉峻義等訳）『動物の心臓ならびに血液の運動に関する解剖学的研究』（岩波文庫）岩波書店　一九六一年

服部伸『ドイツ「素人医師」団』（講談社選書メチエ）講談社　一九九七年
藤田尚男『人体解剖のルネサンス』平凡社　一九八九年
トーマス・D・ブロック（長木大三ほか訳）『ローベルト・コッホ』シュプリンガー・フェアラーク東京　一九九一年
テオドール・マイヤー゠シュタイネック／カール・ズートホフ（小川鼎三監訳）『図説医学史』朝倉書店　一九八二年
チャールズ・E・マクレランド（望田幸男監訳）『近代ドイツの専門職』晃洋書房　一九九三年
望田幸男編『近代ドイツ＝「資格社会」の制度と機能』名古屋大学出版会　一九九五年
望田幸男『ドイツ・エリート養成の社会史』ミネルヴァ書房　一九九八年
望田幸男編『近代ドイツ資格社会の展開』名古屋大学出版会　二〇〇三年
矢野久／アンゼルム・ファウスト編『ドイツ社会史』有斐閣　二〇〇一年
スタンリー・J・ライザー（春日倫子訳）『診断術の歴史』平凡社　一九九五年
ゲルハルト・A・リッター（木谷勤他訳）『社会国家』晃洋書房　一九九三年
Martin Dinges (Hg.), *Homöopathie*, Heidelberg, Karl F. Haug Verlag, 1996.
Thomas Faltin, *Heil und Heilung*, Stuttgart, Franz Steiner Verlag, 2000.
Claudia Huerkamp, *Der Aufstieg der Ärzte im 19. Jahrhundert*, Göttingen, Vandenhoeck & Ruprecht, 1985.
Robert Jütte, *Geschichte der alternativen Medizin*, München, C. H. Beck, 1996.
Cornelia Regin, *Selbsthilfe und Gesundheitspolitik*, Stuttgart, Franz Steiner Verlag, 1995.
Karl E. Rothschuh, *Naturheilbewegung, Reformbewegung, Alternativbewegung*, Stuttgart, Hippokrates Verlag, 1983.

図版出典一覧

Ackerknecht, Erwin H., *Geschichte der Medizin,* Stuttgart, 1992.	17上下, 30
Bengsch, Peter, *Alt Stuttgart,* Salzburg, 2001.	37中下
Das Buch zur Dauerausstellung im Haus der Geschichte Baden-Württemberg, *Landesgeschichten,* Stuttgart, 2002.	31, 37上
Jütte, Robert, *Geschichte der deutschen Ärzteschaft,* Köln, 1997.	41, 87
Lichtenthaeler, Charles, *Geschichte der Medizin,* Köln, 1987.	10
Murken, Axel Hinrich, *Vom Armenhospital zum Großklinikum,* Köln, 1995.	16, 19, 20, 23
Quellen der Naturheilkunde, Dertscher Naturheilbund e. V., 1999.	53
Rüster, Detlef, *Alte Chirurgie,* Berlin, 1999.	18, 24
Tischner, Rudolf, *Geschichte der Homöopathie,* Wien, 1998.	80
Vom Walde, Philo, *Vinzenz Prießnitz,* Berlin, 1898.	58, 59上下, 60
Institut für Geschichte der Medizin der Robert Bosch Stiftung 提供	68右, 69上, 扉
ユニフォトプレス	カバー表, カバー裏
著者提供	49, 64, 68左, 69下
著者撮影	47, 83

世界史リブレット㉜

近代《きんだい》医学《いがく》の光《ひかり》と影《かげ》

2004年8月25日　1版1刷発行
2019年4月30日　1版3刷発行

著者：服部伸《はっとりおさむ》

発行者：野澤伸平

装幀者：菊地信義

発行所：株式会社 山川出版社

〒101-0047　東京都千代田区内神田1-13-13
電話　03-3293-8131(営業)　8134(編集)
https://www.yamakawa.co.jp/
振替　00120-9-43993

印刷所：明和印刷株式会社

製本所：株式会社 ブロケード

世界史リブレット　第Ⅰ期［全56巻］

〈すべて既刊〉

1 都市国家の誕生
2 ポリス社会に生きる
3 古代ローマの市民社会
4 マニ教とゾロアスター教
5 ヒンドゥー教とインド社会
6 秦漢帝国へのアプローチ
7 東アジア文化圏の形成
8 中国の都市空間を読む
9 科挙と官僚制
10 西域文書からみた中国史
11 内陸アジア史の展開
12 歴史世界としての東南アジア
13 東アジアの「近世」
14 アフリカ史の意味
15 イスラームのとらえ方
16 イスラームの都市世界
17 イスラームの生活と技術
18 浴場から見たイスラーム文化
19 オスマン帝国の時代
20 中世の異端者たち
21 修道院にみるヨーロッパの心
22 東欧世界の成立
23 中世ヨーロッパの都市世界
24 中世ヨーロッパの農村世界
25 海の道と東西の出会い
26 ラテンアメリカの歴史
27 宗教改革とその時代
28 ルネサンス文化と科学
29 主権国家体制の成立
30 ハプスブルク帝国
31 宮廷文化と民衆文化
32 大陸国家アメリカの展開
33 フランス革命の社会史
34 ジェントルマンと科学
35 国民国家とナショナリズム
36 植物と市民の文化
37 イスラーム世界の危機と改革
38 イギリス支配とインド社会
39 東南アジアの中国人社会
40 帝国主義と世界の一体化
41 変容する近代東アジアの国際秩序
42 アジアのナショナリズム
43 朝鮮の近代
44 日本のアジア侵略
45 バルカンの民族主義
46 世紀末とベル・エポックの文化
47 二つの世界大戦
48 大衆消費社会の登場
49 ナチズムの時代
50 歴史としての核時代
51 現代中国政治を読む
52 中東和平への道
53 世界史のなかのマイノリティ
54 国際体制の展開
55 国際経済体制の再建から多極化へ
56 南北・南南問題

世界史リブレット　第Ⅱ期［全36巻］

〈すべて既刊〉

57 歴史意識の芽生えと歴史記述の始まり
58 ヨーロッパとイスラーム世界
59 スペインのユダヤ人
60 サハラが結ぶ南北交流
61 中国史のなかの諸民族
62 オアシス国家とキャラヴァン交易
63 中国の海商と海賊
64 ヨーロッパからみた太平洋
65 太平天国にみる異文化受容
66 日本人のアジア認識
67 朝鮮からみた華夷思想
68 東アジアの儒教と礼
69 現代イスラーム思想の源流
70 中央アジアのイスラーム
71 インドのヒンドゥーとムスリム
72 東南アジアの建国神話
73 地中海世界の都市と住居
74 啓蒙都市ウィーン
75 ドイツの労働者住宅
76 イスラームの美術工芸
77 バロック美術の成立
78 ファシズムと文化
79 オスマン帝国の近代と海軍
80 ヨーロッパの傭兵
81 近代技術と社会
82 近代医学の光と影
83 東ユーラシアの生態環境史
84 東南アジアの農村社会
85 イスラーム農書の世界
86 インド社会とカースト
87 中国史のなかの家族
88 啓蒙の世紀と文明観
89 女と男と子どもの近代
90 タバコが語る世界史
91 アメリカ史のなかの人種
92 歴史のなかのソ連